Kohlhammer

Die Autoren

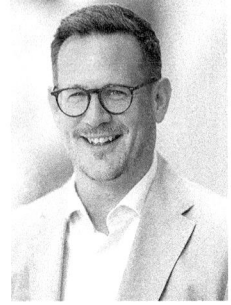 **Matthias Borchers,** Diplom-Kaufmann, Gründer und Geschäftsführender Partner Borchers & Kollegen Managementberatung GmbH, Münster. Seit mehr als zwanzig Jahren begleitet er Führungskräfte und Aufsichtsgremien im Gesundheitswesen bei Strukturveränderungen und strategischen Entscheidungen. Er hat eine Vielzahl von Publikationen in einschlägigen Fachzeitschriften publiziert sowie als Autor/Co-Autor an verschiedenen Buchwerken mitgewirkt.

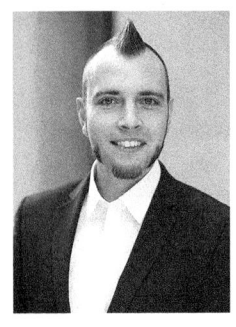 **Prof. Dr. Jan Appel,** Professor für Wirtschaftsinformatik an der IU Münster, Partner bei Borchers & Kollegen Managementberatung GmbH. Nach Universitätsabschlüssen in Mathematik, BWL, VWL und Informatik leitete er zunächst den Research-Bereich bei einer mittelgroßen Wirtschaftsprüfungsgesellschaft. Seine Schwerpunkte liegen vor allem in den Bereichen Plattformstrategien, Digitalisierung und KI. Er hat zahlreiche Publikationen in einschlägigen Fachzeitschriften des Gesundheits- und Sozialwesens veröffentlicht.

Matthias Borchers
Jan Appel

Krankenhausreform verstehen

Grundlagen, Hintergründe und Auswirkungen

Verlag W. Kohlhammer

pornthip - stock.adobe.com

1. Auflage 2026

Alle Rechte vorbehalten
© W. Kohlhammer GmbH, Stuttgart
Gesamtherstellung: W. Kohlhammer GmbH, Heßbrühlstr. 69, 70565 Stuttgart
produktsicherheit@kohlhammer.de

Print:
ISBN 978-3-17-046623-4

E-Book-Formate:
pdf: ISBN 978-3-17-046624-1
epub: ISBN 978-3-17-046625-8

Inhalt

Einleitung

»Wir lösen das System der Fallpauschalen ab, durch ein System der Vorhaltepauschalen. Die Kliniken erhalten so Geld dafür, dass sie bestimmte Leistungen anbieten – selbst dann, wenn sie sie nicht immer erbringen. Das nimmt den ökonomischen Druck von den Klinken, erlaubt eine Entbürokratisierung und sorgt für mehr Sicherheit und Qualität bei der medizinischen Versorgung von Patienten. Das ist eine Revolution.«

(Prof. Karl Lauterbach, damaliger Bundesgesundheitsminister, BMG, 2023b)

»Die Krankenhausreform darf nicht durch ein inhaltlich unzureichendes, handwerklich schlecht gemachtes, überstürztes und verfassungswidriges Gesetz geregelt werden. Ich appelliere an die Bundestagsfraktionen, den Entwurf grundlegend zu ändern. Nehmen Sie die Warnungen der Länder und der gesamten deutschen Fachwelt ernst!«

(Prof. Dr. Kerstin von der Decken, Vorsitzende der Gesundheitsministerkonferenz, Rüter, 2024, S. 693)

»Eine Revolution«, die den ökonomischen Druck von den Kliniken nimmt, entbürokratisiert und für mehr Sicherheit und Qualität in der medizinischen Versorgung sorgt: der Wechsel vom Fallpauschalensystem zum Vorhaltesystem. Diese Aussage des damaligen Gesundheitsministers steht im deutlichen Kontrast zu den Aussagen, dass die Krankenhausreform »inhaltlich unzureichend« und »verfassungswidrig« sei, wie es andere Experten der Branche formulierten. Warum haben Fachleute und Beteiligte aus dem Gesundheitsbereich so unterschiedliche Perspektiven auf die Reform? Um das zu verstehen, müssen wir tiefer in das Reformpaket und die Funktionsweise des deutschen Gesundheitssystems blicken.

Trotz der unterschiedlichen Bewertungen der oben zitierten Personen sind sich die meisten Experten und Beobachter der deutschen Krankenhauslandschaft in der Bewertung der Ausgangslage und der Motivation für eine umfassende Reform einig. Auch die wesentlichen Ziele und prinzipiellen Instrumente sind weitestgehend Konsens unter den Akteuren des Gesundheitswesens in Deutschland (Deutsche Krankenhausgesellschaft (DKG), 2023a). Das liegt darin begründet, dass die relevanten Herausforderungen deutlich sichtbar und die systemischen Schwächen offensichtlich scheinen.

Es lassen sich sechs Megathemen bzw. Krisen identifizieren, die erheblichen Druck auf das deutsche Krankenhauswesen ausüben. Erstens führt der demografische Wandel in den nächsten Jahren zu einem veränderten (insgesamt steigenden) und aktuell nicht refinanzierten Versorgungsbedarf. Zweitens resultiert aus dem demografischen Wandel, wie in anderen Branchen auch, ein erheblicher Fachkräfte- und Personalmangel, der durch Veränderungen der Ausbildung und zusätzliche Anstrengungen in der Personalakquise nicht ausreichend kompensiert werden kann (Statistisches Bundesamt, 2023b; SVR, 2024). Drittens zeigen sich in den letzten Jahren zunehmende wirtschaftliche Probleme in der Krankenhauslandschaft. Es besteht ein erheblicher Sanierungsstau, der auf die duale Finanzierung und die unzureichende Investitionskostenfinanzierung durch die Länder in den vergangenen Jahrzehnten zurückzuführen ist. Gleichzeitig arbeiten viele Krankenhäuser defizitär, häufig verursacht durch einen Leistungsrückgang, sodass für 2024 davon auszugehen ist, dass über 70 % der Kliniken ein negatives Jahresergebnis verzeichnen werden. Für das Jahr 2025 erwarten etwa zwei Drittel der Häuser, rote Zahlen zu schreiben (DKI, 2020; RWI, 2024; DKG, 2024e). Ohne Reformen oder die Neuausrichtung der Versorgungsstrukturen in den einzelnen Regionen, einschließlich medizinstrategischer Anpassungen, ist keine Verbesserung der Ausgangssituation in Sicht.

In den Jahren 2020, 2021 und 2022 hat die COVID-19-Pandemie strukturelle Schwächen in unserem Gesundheitssystem offengelegt. Die darauffolgende Inflation und Energiekrise, maßgeblich ausgelöst durch den Angriffskrieg Russlands auf die Ukraine, haben zu einer zusätzlichen finanziellen Belastung geführt, die den wirtschaftlichen

Druck auf viele Krankenhäuser weiter erhöht hat. In den Jahren 2023 und 2024 haben wir daher vermehrt Insolvenzen und Krankenhausschließungen beobachtet, ein Phänomen, das in den Jahrzehnten zuvor nur sehr selten zu beobachten war. Allein im Jahr 2023 mussten 40 Klinikstandorte Insolvenz anmelden, während es im Jahr 2024 mindestens 24 Kliniken waren (Deutsches Ärzteblatt, 2024).

Diese Ausgangslage, geprägt von multiplen Krisen und einem wirtschaftlichen Betrieb der Krankenhäuser, der größtenteils keine positive langfristige Fortführungsprognose erlaubt, macht deutlich, dass eine Reform notwendig ist. Die daraus resultierenden Probleme haben eine politische Dringlichkeit entfaltet, sodass ein Aufschieben einer umfassenden Reform über die Legislaturperioden hinaus der Regierung nicht mehr möglich erschien.

Ein wesentlicher Kritikpunkt am bis zur Reform vorherrschenden System ist die übermäßige Ökonomisierung und Bürokratisierung des Gesundheitswesens, im Kern getrieben durch die Abrechnung nach Fallpauschalen (▶ Kap. 1). Neben der Kritik an der Ökonomisierung hat Covid-19 den Wert vorgehaltener (zu normalen Zeiten nicht rentabler) Betten verdeutlicht. Daher ist einer der Grundgedanken der Reform, ein System zu entwickeln, das medizinische Notwendigkeit über wirtschaftliche Erwägungen stellt. Dies soll Anreize schaffen, bestimmte Leistungen vorzuhalten, ohne die Vergütung an tatsächliche Fälle zu binden.

Angesichts des demografischen Wandels und eines Finanzierungsproblems auf gesamtgesellschaftlicher sowie volkswirtschaftlicher Ebene zielt die Reform ferner darauf ab, ein effizienteres System trotz verminderten ökonomischen Drucks (aufgrund der Vorhaltepauschale) zu schaffen. Gleichzeitig soll eine flächendeckende Versorgung sichergestellt und die Qualität sowie Transparenz erhöht werden.

Um dies zu erreichen, wird eine starke Leistungskonzentration und Spezialisierung angestrebt. Diese Konzentration soll zu einer besseren Qualität und gleichzeitig zu einer wirtschaftlich effizienteren Versorgung führen. Vereinfacht gesprochen sieht die Krankenhausreform vor, die Notfall- und Akutversorgung in der Fläche sicherzustellen und spezialisierte und vor allem elektive Versorgungen in großen Strukturen wie Maximal- und Schwerpunktversorgern zu organisieren.

In diesem Buch soll eine allgemein verständliche Erklärung zur Krankenhausreform und deren Implikationen für die Krankenhäuser, deren Mitarbeiter sowie Patienten gegeben werden. Das Buch richtet sich dabei an alle, die die Reform sachlich einordnen möchten, eine Erklärung der Hintergründe und zentralen Begriffe wünschen und sich in die Lage versetzen wollen, die aktuellen Entwicklungen reflektieren zu können. Dies schließt insbesondere Pflegekräfte, Ärzte, Verwaltungsmitarbeiter, gesundheitsinteressierte Bürger und politisch Interessierte ohne tiefere Vorkenntnisse ein.

Hierfür erscheint es sinnvoll, zunächst eine überblicksartige Einführung in das deutsche Krankenhaussystem zu geben (▶ Kap. 1). Dies beinhaltet insbesondere die Finanzierung, die grundsätzliche Struktur und die historische Entwicklung der Krankenhauslandschaft in Deutschland. Anschließend werden die Inhalte und Ziele der aktuellen Reform dargestellt. Dabei werden neben den politischen und gesellschaftlichen Zielen auch die rechtlichen und politischen Rahmenbedingungen sowie die Grundprinzipien der neuen Krankenhausreform erläutert. Nach einem kurzen Vergleich mit ausgewählten international angewendeten Modellen (▶ Kap. 2) wird sich ein Kapitel mit den möglichen Auswirkungen der Krankenhausreform beschäftigen (▶ Kap. 3). Hierbei wird neben den Auswirkungen auf die medizinische Versorgung, ebenfalls auf die Patienten und auf die Strategieentwicklung für Krankenhäuser eingegangen.

Anschließend werden die unterschiedlich weit fortgeschrittenen Umsetzungen der Reform in den einzelnen Bundesländern dargestellt (▶ Kap. 4). Da in Nordrhein-Westfalen bereits ein Leistungsgruppensystem eingeführt wurde, das nominal nur wenige Unterschiede zur bundeseinheitlichen Leistungsgruppen-Systematik aufweist, wird hierauf ein besonderer Fokus gelegt und erste Erkenntnisse aus den dortigen Beobachtungen abgeleitet sowie systematische Unterschiede dargestellt. Das Buch endet mit einem Blick in die Zukunft (▶ Kap. 5) inklusive des zum Zeitpunkt der Erstellung des Buches aktuellen Kabinettsentwurfs zum Krankenhausreformanpassungsgesetz und einem abschließenden Fazit (▶ Kap. 6). Die vier Hauptkapitel:»Grundlagen« (▶ Kap. 1),»Die Krankenhausreform 2025« (▶ Kap. 2),»Auswirkungen der Krankenhausreform« (▶ Kap. 3) und»Umsetzung in den Bundesländern« (▶ Kap. 4) sind jeweils ähnlich strukturiert. Jedes Unterkapitel beginnt mit einer Zusammenfassung, die unter dem Titel»Kurz & Knapp« die essenziellen Informationen darstellt. Leser, die bereits über fundierte Kenntnisse in bestimmten Bereichen verfügen, haben so die Möglichkeit, (Unter-)Kapitel zu überspringen und dennoch einen Überblick über die behandelten Themen zu erhalten. Für diejenigen, die ihren Lesefluss zwischendurch unterbrechen oder eine Wiederholung des Inhalts wünschen, bieten sie eine knappe Zusammenfassung als hilfreiche Übersicht.

In allen Kapiteln gibt es zudem Infoboxen, die kurze Exkurse zu relevanten Randthemen oder Begriffen vertiefend bieten. Für das Verständnis des folgenden Textes sind diese Exkurse jedoch nicht zwingend notwendig und können vom»eiligen Leser« ignoriert werden.

1 Grundlagen

Das Krankenhauswesen ist ein zentraler Bestandteil des Gesundheitssystems und zeichnet sich durch hohe Komplexität sowie eine Vielzahl verschiedener Akteure aus. Selbst für Fachexperten ist der Krankenhaussektor aufgrund seiner Komplexität und strengen Regulierung nur schwer zu beschreiben und die Zusammenhänge zu erläutern.

Allein die Definition eines Krankenhauses sowie die Frage nach der Anzahl der Krankenhäuser in Deutschland können Fachleute zu intensiven Diskussionen anregen.

Eine rechtliche Definition für »ein Krankenhaus« findet sich im Fünften Sozialgesetzbuch (SGB V). Gemäß § 107 dieses Gesetzes sind Krankenhäuser Einrichtungen, die der Krankenhausbehandlung oder Geburtshilfe dienen, über fachlich medizinisch ausgebildetes Personal verfügen und unter ständiger ärztlicher Leitung stehen. Dazu gehören insbesondere Universitätskliniken, Fachkliniken und in eingeschränktem Maße auch Rehabilitationskliniken sowie bestimmte Einrichtungen der psychiatrischen Versorgung, sofern sie stationäre Leistungen im Sinne des Gesetzes erbringen (BMJV a).

Für statistische Zwecke betrachtet man vereinfachend häufig die sogenannte Institutionskennziffer (IK-Nummer) als definierendes Merkmal eines Krankenhauses. Diese neunstellige Nummer wird vom GKV-Spitzenverband vergeben und ist insbesondere für die Abrechnung stationärer Leistungen sowie bei Verträgen mit Krankenkassen erforderlich. In diesem Sinne gibt es in Deutschland 1.874 Krankenhäuser (Statistisches Bundesamt, 2024b). Um ein tiefergehendes Verständnis der Zusammenhänge im deutschen Gesundheits- und Krankenhauswesen zu erlangen, ist neben der Kenntnis der Anzahl und Definition von Krankenhäusern auch ein fundiertes Wissen über die zentralen Akteure sowie die rechtlichen und regulatorischen Rahmenbedingungen erforderlich. ▶ Abb. 1.1 zeigt die wesentlichen Akteure im deutschen Gesundheitswesen – allein die Anzahl dieser Akteure verdeutlicht, dass eine schnelle Einführung in das Thema sehr anspruchsvoll ist. Grundsätzlich lassen sich drei Ebenen innerhalb des deutschen Gesundheitssystems unterscheiden.

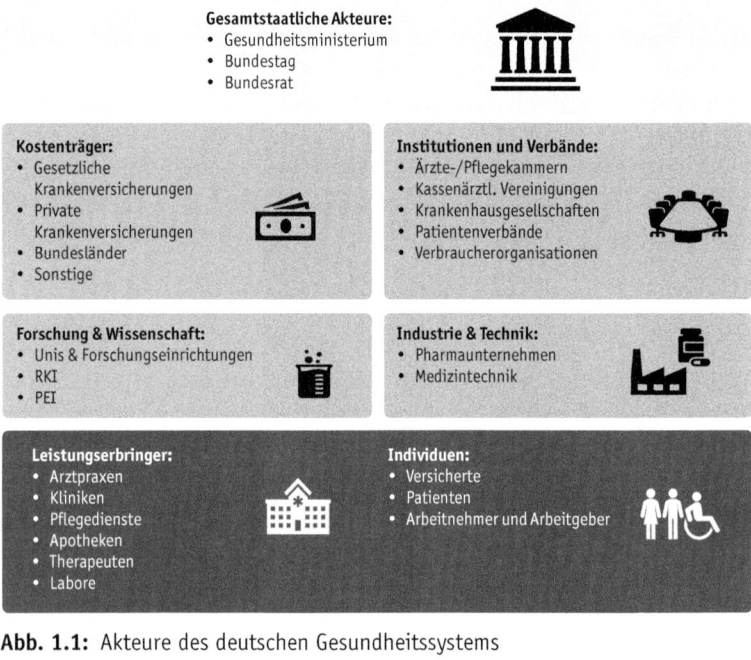

Abb. 1.1: Akteure des deutschen Gesundheitssystems

Die höchsten Ebene entspricht der gesamtstaatlichen Perspektive. Bundestag und Bundesrat beschließen gemeinsam Gesetze, die den gesetzlichen Rahmen bilden. Das Bundesministerium für Gesundheit ist mit einer Vielzahl von Aufgaben betraut, die die operative Umsetzung, Steuerung sowie Kontrolle der Ausführung gesetzlicher Regelungen sicherstellen.

Die mittlere Ebene umfasst zahlreiche Organisationen. Dazu gehören insbesondere der Gemeinsame Bundesausschuss (G-BA) als zentrales Organ der Selbstverwaltung im Gesundheitswesen, die Spitzenverbände der Privaten und Gesetzlichen Krankenkasse als Kostenträger der Betriebskosten sowie die Bundesländer, welche für die Investitionskostenfinanzierung und Krankenhausplanung zuständig sind. Sowohl die sogenannte Duale Finanzierung als auch die Selbstverwaltung sind charakteristische und im europäischen Vergleich besondere Merkmale des deutschen Gesundheitssystems (siehe Exkurs und ▶ Abb. 1.2).

Exkurs: Selbstverwaltung ⊕

Die Selbstverwaltung ist ein zentrales Strukturprinzip des deutschen Gesundheitssystems. Sie bedeutet, dass viele wichtige Aufgaben nicht direkt vom Staat übernommen werden, sondern von eigenständigen Organisationen, die gesetzlich beauftragt und in der Regel als Körperschaften des öffentlichen Rechts organisiert sind. Diese Einrichtungen handeln im öffentlichen Interesse und übernehmen Verantwortung für die Organisation, Steuerung und Weiterentwicklung des Gesundheitswesens – beispielsweise für die medizinische Versorgung, die Qualitätssicherung oder die Vergütung von Leistungen.

Zur Selbstverwaltung gehören unter anderem die gesetzlichen Krankenkassen und ihr Spitzenverband (GKV-Spitzenverband), die Kassenärztlichen Vereinigungen (KV) und ihre Bundesvereinigung (KBV), ebenso wie die Ärztekammern, Zahnärztekammern, Apothekerkammern und – in einigen Bundesländern – Pflegekammern. Auch die Deutsche Krankenhausgesellschaft (DKG), Arbeitgeberverbände, Gewerkschaften und akkreditierte Patientenorganisationen sind Teil dieses Systems. Typisch für die Selbstverwaltung ist die gesetzlich vorgeschriebene Mitgliedschaft, die eigenverantwortliche Organisation sowie die staatliche Rechtsaufsicht, ohne dass der Staat direkt in Entscheidungen eingreift.

Ein zentrales Gremium der gemeinsamen Selbstverwaltung ist der Gemeinsame Bundesausschuss (G-BA). Er legt unter anderem fest, welche medizinischen Leistungen von den gesetzlichen Krankenkassen bezahlt werden. Damit nimmt die Selbstverwaltung eine Schlüsselrolle bei der praktischen Ausgestaltung des Gesundheitswesens ein – und entlastet zugleich den Staat von Aufgaben, die dieser ansonsten selbst erfüllen müsste (BMG, 2024b).

Weitere wichtige Akteure sind der GKV-Spitzenverband, die Kassenärztliche Bundesvereinigung, die Deutsche Krankenhausgesellschaft sowie die für Gesundheit zuständigen Landesministerien und entsprechenden Landesverbände. Auch spezialisierte Verbände wie diejenigen für die PKV, Arbeitgeber und Gewerkschaften, Patienten, Pharma- und Medizintechnikunternehmen sowie Apotheker und Pflegekräfte gehören zu den relevanten Stakeholdern der mittleren Ebene.

Auf der untersten Ebene befinden sich verschiedene Individuen und Gruppen innerhalb von Organisationen. Niedergelassene Ärzte und Psychotherapeuten sowie die im Fokus stehenden Krankenhäuser und beispielsweise Reha-Kliniken gehören ebenfalls zu dieser Kategorie.

Neben den Akteuren ist für eine Betrachtung des deutschen Krankenhauswesens auch die Finanzierung von zentraler Bedeutung. Ohne an dieser Stelle ins Detail zu gehen, soll zunächst die duale Finanzierung vorgestellt werden (▶ Abb. 1.2).

Die duale Finanzierung bedeutet, vereinfacht gesagt, dass es zwei Finanzierungsquellen gibt. Die Investitionskosten, z.B. für Neubauten, Modernisierungen, Erweiterungen und die medizinische Grundausstattung, werden durch die Länder finanziert, wofür letztlich die Steuerzahler aufkommen. Die Betriebskosten, zu denen Personal, Verbrauchsmaterialien, Energie und administrative Aufgaben gehören, werden hingegen von den Krankenversicherungen bzw. anderen Kostenträgern übernommen. Diese werden wiederum über die Beitragszahler finanziert. Dieses System soll sicherstellen, dass sowohl die baulichen und infrastrukturellen Grundlagen als

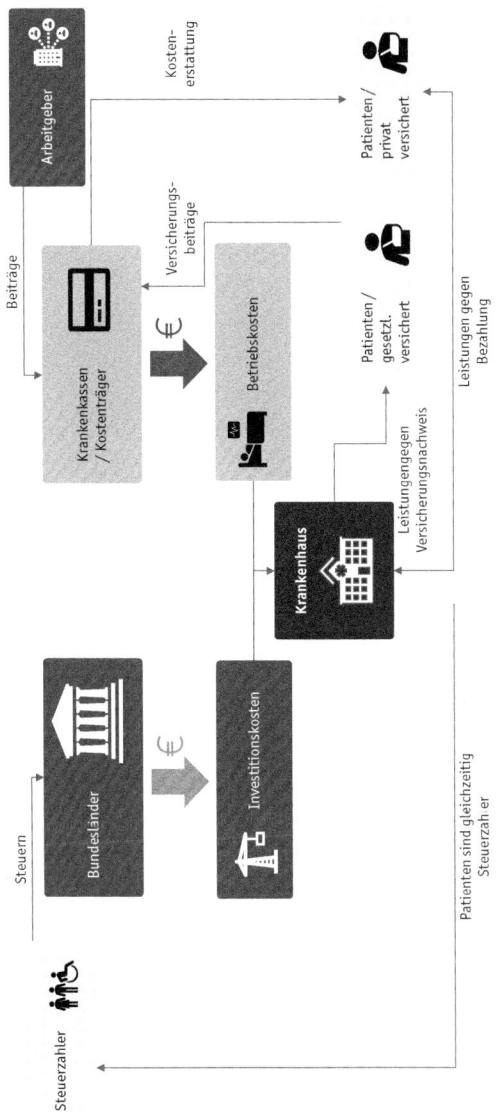

Abb. 1.2: Duales Finanzierungssystem

auch der laufende Betrieb der Krankenhäuser langfristig gesichert sind. Dabei ist die Verantwortung zwischen staatlichen Stellen und den Versicherungen klar aufgeteilt.

Die rechtliche Grundlage der Krankenversicherung bildet das fünfte Sozialgesetzbuch, dessen Ursprünge bis ins Jahr 1883 zurückreichen. Damit ist die Krankenversicherung sogar älter als die Unfallversicherung (seit 1884), die Rentenversicherung (seit 1889), die Arbeitslosenversicherung (seit 1927) oder die erst 1995 eingeführte Pflegeversicherung (Gerlinger, 2017a).

Im folgenden Unterkapitel wird auf Grundlage von Zahlen und Fakten eine weitere Annäherung an das deutsche Krankenhauswesen vorgenommen, um die quantitative Ausgestaltung besser zu verstehen und insbesondere die volkswirtschaftliche Dimension und Relevanz von Reformen für die Gesamtbevölkerung aufzuzeigen (▶ Kap. 1.1). Anschließend wird die Finanzierung der Krankenhäuser aus betriebswirtschaftlicher Sicht erläutert, da diese einen zentralen Kritikpunkt am aktuellen System darstellt und einen Kernpunkt der Reform ausmacht (▶ Kap. 1.2).

Das Kapitel schließt mit zwei einordnenden Unterkapiteln: Zunächst wird die historische Entwicklung des deutschen Krankenhauswesens erläutert, um ein besseres Verständnis für den Status quo zu erlangen (▶ Kap. 1.3). Im abschließenden Unterkapitel werden dann die aktuellen Herausforderungen des deutschen Krankenhauswesens dargestellt, die als Grundlage für die dringend notwendige Reform verstanden werden können (▶ Kap. 1.4).

1.1   Zahlen und Fakten

 »Kurz & Knapp«

+ Insgesamt gibt es in Deutschland 1.874 Krankenhäuser mit rund 475.000 Krankenhausbetten.

- Die Zahl der Beschäftigten in deutschen Krankenhäusern liegt bei rund einer Millionen Personen.
- Die Gesamtausgaben im Gesundheitswesen in Deutschland belaufen sich auf etwa 312 Milliarden Euro jährlich.
- Die Investitionskostenunterdeckung durch die Bundesländer lag in den vergangenen 15 Jahren bei rund 40 bis 60 %.

In diesem Unterkapitel wird eine Annäherung an das deutsche Krankenhauswesen aus quantitativer Sicht vorgenommen. In Deutschland gibt es 1.874 Krankenhäuser mit rund 475.000 Krankenhausbetten. Diese Zahlen sind seit Einführung der DRG-Systematik in Deutschland kontinuierlich zurückgegangen.

In ▶ Abb. 1.3 ist die mengenmäßige Entwicklung im Krankenhaussektor nach Trägerart dargestellt und in ▶ Tab. 1.1 sind die Zahlen für den aktuellen Zeitraum zusammengefasst. Bemerkenswert ist hier, dass die Krankenhäuser in öffentlicher Trägerschaft zwar den niedrigsten Anteil an der Gesamtzahl der Krankenhäuser haben, jedoch den höchsten Anteil an Betten aufweisen. Dies ist insbesondere darauf zurückzuführen, dass die 36 Universitätskliniken als Maximalversorger in öffentlicher Trägerschaft ein großes Einzugsgebiet und ein umfassendes Leistungsspektrum abdecken. Insgesamt stehen rund 477.000 Betten zur Verfügung und ein Patient bleibt im Durchschnitt etwa sieben Tage im Krankenhaus.

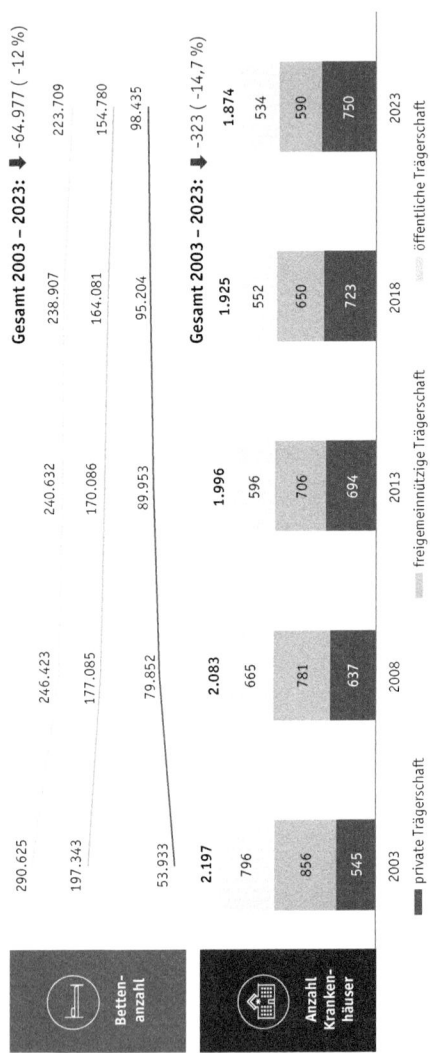

Abb. 1.3: Entwicklung des Krankenhaussektors nach Trägerart (Quelle: Statistisches Bundesamt, 2024b)

Tab. 1.1: Kennzahlen deutscher Krankenhäuser (Statistisches Bundesamt, 2024b)

	Öffentlich	Freigemein-nützig	Privat	Gesamt
Krankenhäuser	534	590	750	1874
Aufgestellte Betten	223.709	154.780	98.435	476.924
◆ Intensivbetten	13.935	7.568	4.655	26.158
◆ Intermediate Care Betten	3.566	1.941	2.293	7.800
Fallzahlen	8.285.100	5.777.077	3.139.954	17.202.131
Verweildauer	7,3	6,8	7,6	7,2
Bettenauslastung	74,1%	69,8%	66,8%	71,2%

In ▶ Abb. 1.4 sehen wir eine Aufteilung der Beschäftigten in deutschen Krankenhäusern. Insgesamt gibt es rund 987.000 Beschäftigte, davon sind etwa 177.000 Ärztinnen und Ärzte sowie rund 810.000 nichtärztliche Mitarbeitende (z.B. Pflegekräfte). Gleichzeitig besteht jedoch ein Personalmangel von erheblichem Ausmaß.

▶ Abb. 1.5 zeigt die Gesamtausgaben von rund 312 Milliarden Euro, aufgesplittet in ihre Bestandteile. Mit 109,7 Milliarden Euro (35%) entfällt der größte Anteil auf die stationäre Versorgung einschließlich des Rettungsdienstes (2,4% = 7,5 Milliarden Euro). Die ambulante Versorgung stellt mit 81,8 Milliarden Euro (26%) einen weiteren zentralen Kostenbereich dar. Die Aufwendungen für Arznei- und Hilfsmittel beliefen sich auf 66,9 Milliarden Euro, was einem Anteil von 21,5% entspricht. Es folgen die Bereiche Prävention, Reha und Krankengeld mit 29,3 Milliarden Euro (9,4%) sowie sonstige Leistungen mit 24,6 Milliarden Euro (7,9%).

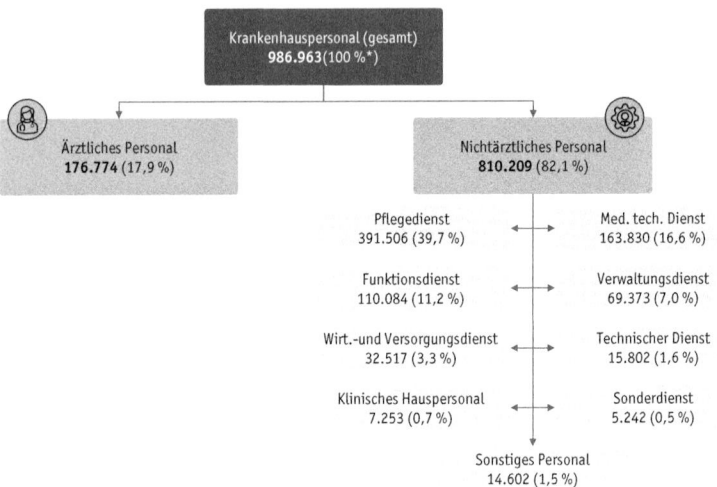

Abb. 1.4: Personal (umgerechnet in Vollkräfte) mit direktem Beschäftigungsverhältnis in Krankenhäusern in 2023 (Quelle: Statistisches Bundesamt, 2024b)

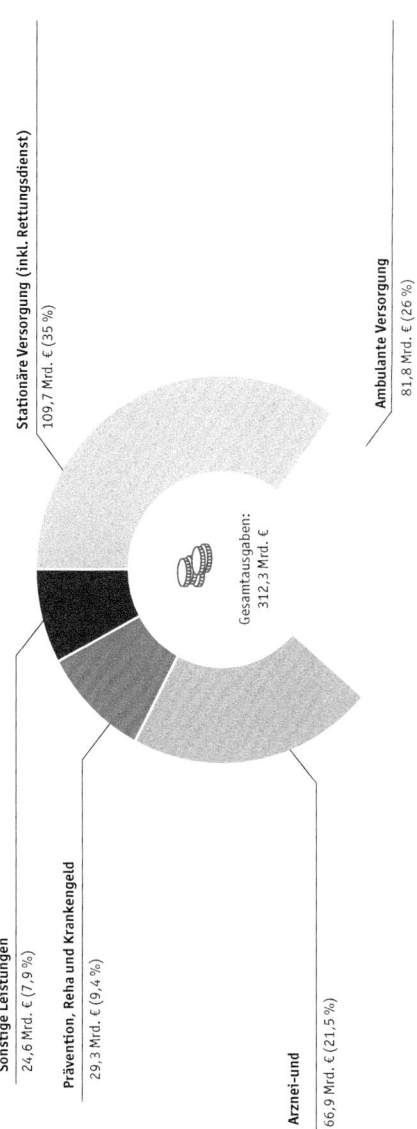

Stationäre Versorgung (inkl. Rettungsdienst)
109,7 Mrd. € (35 %)

Ambulante Versorgung
81,8 Mrd. € (26 %)

Gesamtausgaben:
312,3 Mrd. €

Sonstige Leistungen
24,6 Mrd. € (7,9 %)

Prävention, Reha und Krankengeld
29,3 Mrd. € (9,4 %)

Arznei-und
66,9 Mrd. € (21,5 %)

Abb. 1.5: Gesamtausgaben Gesundheitswesen (Quelle: Eigene Darstellung und Berechnung nach Verband der Ersatzkassen (vdek), 2024a)

1.2 Finanzierung (vor 2025)

»Kurz & Knapp«

* Die Krankenhausfinanzierung in Deutschland basiert seit 1972 auf der dualen Finanzierung: Die Bundesländer tragen die Investitionskosten, während die Kostenträger, vornehmlich die gesetzlichen und privaten Krankenkassen, für die Betriebskosten aufkommen.
* Die Betriebskosten wurden im Laufe der Zeit über verschiedene Modelle abgerechnet: vom retrospektiven Selbstkostendeckungsprinzip (1972) zum prospektiven Prinzip, über Sonderentgelte und Fallpauschalen bis hin zum DRG-System ab 2003.
* Das DRG-System (»Diagnosis Related Groups«) ordnet jedem Fall eine Pauschale zu, sodass nicht die tatsächlichen, sondern die durchschnittlichen Kosten pro Behandlungsfall erstattet werden.
* Im Jahr 2020 wurden die Pflegekosten aus dem DRG-System ausgegliedert; seither gibt es ein eigenständiges Pflegebudget, um Transparenz und Zweckbindung der Pflegefinanzierung zu stärken.
* Die Investitionskostenunterdeckung durch die Länder ist ein strukturelles Problem: Laut Schätzungen lag 2023 der bestandserhaltende Investitionsbedarf bei rund sieben Milliarden Euro, tatsächlich wurde nur etwa die Hälfte bereitgestellt.
* Die Folge der Unterfinanzierung sind ein erheblicher Investitionsstau, verzögerte Instandhaltungen sowie Querfinanzierung durch Betriebsmittel oder Kredite.
* Für die Psychiatrie und Psychosomatik gilt seit 2018 das PEPP-System mit tagesbezogenen Pauschalen und verbindlichen Personaluntergrenzen.

In diesem Unterkapitel wird die grundlegende Finanzierung des deutschen Krankenhauswesens erläutert, wobei das System betrachtet wird, das vor der Krankenhausreform im Jahr 2025 in Deutschland Gültigkeit hatte. Viele Elemente der grundlegenden Struktur bleiben weiterhin relevant und sind für ein Verständnis der Reformauswirkungen notwendige Grundlage. Sie bieten somit einen geeigneten Ausgangspunkt für die Darstellung der Krankenhausreform im nächsten Kapitel (▶ Kap. 1.2).

Des Weiteren werden die grundsätzlichen Finanzierungsströme, wie sie im Krankenhausfinanzierungsgesetz (KHG) geregelt sind, vorgestellt, um anschließend genauer auf die Bereiche der Betriebskosten und Erlösmodelle sowie Investitionskostenrefinanzierung einzugehen. Es folgt eine Bewertung der strukturellen Unterfinanzierung auf Investitionskostenseite und deren Folgen. In den abschließenden zwei Abschnitten werden sowohl die Finanzierung der Psychiatrie und Psychosomatik als auch die Ambulantisierung und neue Vergütungsformen skizziert.

Grundsätzlich wird die Finanzierung von Krankenhäusern in Deutschland seit 1972 durch das Krankenhausfinanzierungsgesetz (KHG) geregelt. Ziel dieses Gesetzes ist es, eine ausreichende, bedarfsgerechte und leistungsfähige Krankenhausversorgung sicherzustellen. Das Gesetz regelt die duale Finanzierung, die oben bereits beschrieben wurde, wobei die Bundesländer die Investitionskosten tragen und dafür die Hoheit über die Krankenhausplanung besitzen, während die Krankenkassen die Betriebskosten übernehmen (BMG, 2025a). Die Betriebskosten wurden in den letzten 50 Jahren über verschiedene Systeme abgerechnet. 1972 galt noch das sogenannte retrospektive Selbstkostendeckungsprinzip, welches dann über die Jahre hinweg (▶ Abb. 1.8) durch das prospektive Selbstkostendeckungsprinzip, die Einführung von Fallpauschalen und Sonderentgelten bis zur Einführung eines DRG-Systems im Jahr 2003 ersetzt wurde.

DRG steht für »Diagnosis Related Group« und dieses System funktioniert vereinfacht gesagt so, dass anhand der Diagnosen und durchgeführten Operationen sowie Prozeduren jedem Fall eine der weit über 1.000 DRG-Fallpauschalen zugeordnet wird. Das Krankenhaus erhält in diesem konkreten Fall nicht die tatsächlich angefallenen Kosten erstattet, sondern stattdessen die durchschnittlichen Kosten, die für einen Patienten dieser Diagnosegruppe anfallen (▶ Abb. 1.6). Im Jahr 2020 wurden die Pflegekosten aus diesem DRG-System herausgenommen (Braun et al., 2007; Busse et al., 2022; Beivers & Emde, 2020).

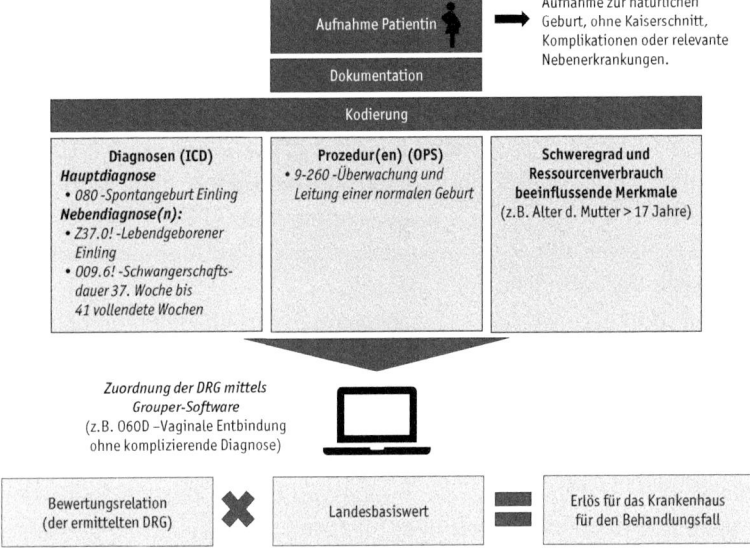

Abb. 1.6: DRG-System am Beispiel einer Spontangeburt (Quelle: Reimbursement Institute, o. D.)

Ziel dieser sogenannten a-DRG, wobei das »a« für ausgegliedert steht, ist es, mehr Transparenz und Zweckbindung der Pflegekosten zu erreichen. Mit dem a-DRG-System oder auch aG-DRG-System (»G« für German) wird die Pflege über ein eigenes Pflegebudget vergütet. So soll der Abnahme des Pflegepersonals zugunsten von Wirtschaftlichkeit und zulasten der Versorgungsqualität entgegengewirkt werden. Die Pflegefinanzierung wurde damit verbessert, ohne ökonomischen Druck auf andere Bereiche auszuüben.

Im Bereich der Investitionskosten, bei denen die Zuständigkeit in den Bundesländern liegt, kann sowohl durch einen historischen Vergleich (▶ Abb. 1.7) als auch durch offizielle amtliche Statistiken eine immense, strukturelle und langfristige Unterfinanzierung abgeleitet werden.

▶ Abb. 1.7 vergleicht die Entwicklung der Bruttobetriebskosten der Krankenhäuser, die durch die Krankenkassen finanziert werden, mit den Investitionsfördermitteln der Bundesländer über die letzten 30 Jahre. Während die Betriebskosten kontinuierlich stiegen, verzeichneten die Fördermittel überwiegend einen sinkenden Verlauf und stiegen erst seit 2018 wieder an. Von 1993 bis 2023 stiegen die Betriebskosten von 43,3 Mrd. Euro auf 120,3 Mrd. Euro, was einem Zuwachs von etwa 178 % entspricht. Im selben Zeitraum erhöhten sich die Fördermittel nur geringfügig von 3,8 Mrd. Euro auf 4 Mrd. Euro, was einem Anstieg von rund 5 % entspricht.

Das Verhältnis zwischen Betriebsausgaben und Investitionsmitteln hat sich in den letzten 30 Jahren also deutlich verändert: 1993 entsprachen die Fördermittel rund 8,8 % der Betriebskosten, 2023 lag diese Zahl nur noch bei etwa 3 %. Diese Entwicklung verdeutlicht die wachsende Schere zwischen den stark steigenden Betriebsausgaben und den nur moderat wachsenden Investitionsmitteln. Dadurch hat der Anteil der Länderfinanzierung kontinuierlich abgenommen, was auf eine strukturelle Unterfinanzierung der Krankenhäuser hindeutet.

Laut der Deutschen Krankenhausgesellschaft (DKG), dem GKV-Spitzenverband und dem Verband der Privaten Krankenversicherung (PKV) (2023) lag der bestandserhaltende Investitionsbedarf im Jahr 2023 bei rund sieben Milliarden Euro. Tatsächlich stellten die Bundesländer seit Jahren lediglich etwa die Hälfte des ermittelten Bedarfs bereit. Diese Schätzung des Investitionsbedarfs bezieht sich ausschließlich auf den Erhalt des bestehenden Versorgungsniveaus und berücksichtigt keine notwendigen Weiterentwicklungen (DKG, GKV-Spitzenverband & PKV, 2023).

Die Folgen dieser Unterfinanzierung sind offensichtlich und haben sich in den letzten Jahrzehnten im Krankenhauswesen deut-

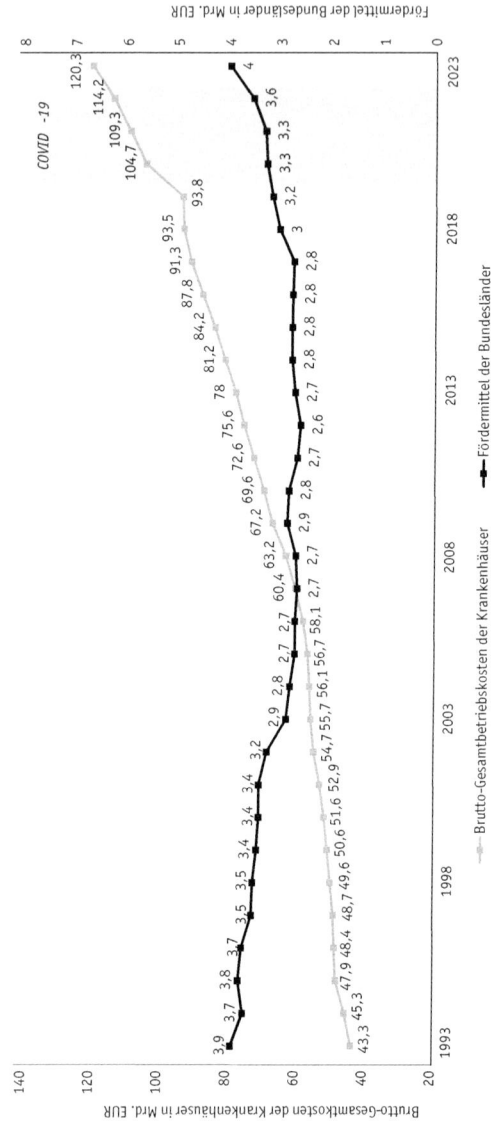

Abb. 1.7: Entwicklung der Krankenhausförderung und der Gesamtausgaben (Quelle: Eigene Darstellung und Berechnung nach vdek, 2024b)

lich manifestiert. Viele Kliniken leiden unter einem erheblichen Investitionsstau, was bedeutet, dass notwendige Instandhaltungen an Gebäuden und Geräten verzögert oder zunehmend aus Betriebsmitteln oder Krediten finanziert werden. Eine solche Querfinanzierung durch die Einnahmen der allgemeinen Geschäftstätigkeit führt regelmäßig zu Konflikten mit den Krankenkassen, Gesellschaftern der Träger sowie dem Gesetz als solches.

Bezüglich der Finanzierung der Krankenhausleistungen sind noch zwei weitere Bereiche anzusprechen. Zum einen ist der gesamte Bereich der Psychiatrie und Psychosomatik durch ein eigenes Abrechnungssystem abgebildet, dem sogenannten PEPP-System (pauschaliertes Entgeltsystem für Psychiatrie und Psychosomatik). Hier handelt es sich um leistungsorientierte Tagespauschalen. Das DRG-System wurde hier nicht durchgesetzt, stattdessen wird die Höhe von Abschlagszahlungen fallbasiert ermittelt. Im Bereich der Psychiatrie und Psychosomatik gibt es seit 2020 darüber hinaus konkrete verbindliche Personalvorgaben, die eine angemessene Betreuung sicherstellen sollen. Diese Personaluntergrenzen sind abrechnungsrelevant, und Nichteinhaltung führt zu entsprechenden Kürzungen.

Zum anderen bildet das sogenannte ambulante Operieren ein bedeutendes Thema, welches mit der Reform erneut angepasst wird. Der Begriff des ambulanten Operierens umfasst operative Eingriffe, die sowohl in Krankenhäusern in ambulanter Form als auch durch niedergelassene Ärzte durchgeführt werden können. KBV, GKV und DKV verhandeln den sogenannten AOP-Katalog, also den Katalog für ambulantes Operieren im Krankenhaus. In diesem Katalog wird festgelegt, welche Operationen im Krankenhaus ambulant durchgeführt werden dürfen. In der Vergangenheit war es so, dass diese ambulant durchgeführten Operationen, je nachdem, ob sie von einem Krankenhaus oder einem niedergelassenen Arzt durchgeführt wurden, unterschiedlich abgerechnet wurden.

Exkurs: AOP-Katalog

Der AOP-Katalog (Ambulantes Operieren und stationsersetzende Eingriffe) definiert bundesweit, welche medizinischen Leistungen von Krankenhäusern und Praxen ambulant erbracht werden dürfen – das heißt, ohne stationären Aufenthalt.

* **Ziel:** Dank moderner medizinischer Fortschritte können zahlreiche Eingriffe sicher ambulant durchgeführt werden. Dies entlastet die Krankenhäuser, reduziert Kosten und ermöglicht Patienten eine raschere Rückkehr in ihr häusliches Umfeld.
* **Inhalt des Katalogs:** Der AOP-Katalog umfasst beispielsweise kleinere Operationen, Endoskopien und diagnostische Maßnahmen. Grundlage hierfür bildet § 115b SGB V. Krankenkassen, Ärzteschaft und Krankenhäuser passen die Liste jährlich unter Berücksichtigung der Patientensicherheit und der Versorgungsstrukturen an.
* **Ambulant vor stationär:** Krankenhäuser erhalten für bestimmte Leistungen nur dann eine Vergütung, wenn diese ambulant erbracht werden, es sei denn, zwingende medizinische Gründe erfordern eine stationäre Aufnahme.
* **Konsequenzen:** Für Patienten führt dies häufig zu kürzeren Behandlungszeiten. Für Krankenhäuser bedeutet der AOP-Katalog die Notwendigkeit, die ambulanten Versorgungsstrukturen weiter auszubauen (GKV-Spitzenverband, DKG & KBV, 2024).

Um dieser Problematik entgegenzuwirken, wurden im Jahr 2024 die sogenannten Hybrid-Vergütungen eingeführt (Deutsches Ärzteblatt, 2023). Das Konzept der Hybrid-Vergütung zielt darauf ab, eine einheitliche Vergütung für bestimmte medizinische Leistungen zu etablieren, unabhängig davon, ob diese im Krankenhaus oder von niedergelassenen Ärzten erbracht werden. Ziel ist es, sektorale Grenzen abzubauen und eine gleichwertige Bezahlung für gleiche Leistungen sicherzustellen. Im Rahmen der Reform sollen diese

Hybrid-Vergütungen schrittweise erweitert und auf Basis empirischer Daten weiterentwickelt werden. Angestrebt wird, bis zum Jahr 2030 etwa zwei Millionen der im Jahr 2023 noch vollstationär behandelten Fälle in den Bereich der Hybrid-DRG zu überführen, was rund 12 % aller derzeit stationären Fälle entspricht.

1.3 Historische Entwicklung des deutschen Krankenhauswesens

»Kurz & Knapp«

* Im 14. Jahrhundert entstanden städtische Siechenhäuser als Vorläufer moderner Kliniken, besonders während der Pestepidemien.
* Mit der Reichsgründung 1871 wurden erstmals gesetzliche Hygienevorgaben eingeführt.
* 1883 entstand die erste gesetzliche Krankenversicherung, ab 1911 mit dem »Gesetz über die Krankenversicherung der Angestellten« als Vorbild für heutige Sozialversicherungen.
* Nach dem Zweiten Weltkrieg entwickelten sich separate Gesundheitssysteme in BRD und DDR.
* Das Krankenhausneuordnungsgesetz führte 1972 zu geplanter Krankenhausversorgung und dualer Finanzierung.

Die historische Entwicklung des Krankenhauswesens in Deutschland kann bis ins Mittelalter zurückverfolgt werden (▶ Abb. 1.8). Ein sehr früher Startpunkt liegt in der Krankenpflege, die meist durch Klöster und religiöse Einrichtungen wie Hospitäler übernommen wurde. Vom 9. bis 13. Jahrhundert wurden zahlreiche Klosterhospitäler gegründet. Im 14. Jahrhundert, rund um die Zeit der Pestepidemien, entstanden dann die ersten städtischen Siechenhäuser, welche als

Vorläufer moderner städtischer Kliniken und Krankenhäuser angesehen werden können.

In der frühen Neuzeit, also dem 16. bis 18. Jahrhundert, führte die Reformation zur Säkularisierung kirchlicher Einrichtungen und somit zur Gründung beziehungsweise Übernahme vormals konfessioneller Häuser durch die Städte. Mit dem Aufkommen der professionellen Krankenpflege, insbesondere durch den Einfluss von Florence Nightingale, einer britischen Krankenschwester und Reformerin des Gesundheitswesens, erfuhr das Krankenhauswesen und die Pflege eine zunehmende Professionalisierung.

Im 19. Jahrhundert lassen sich mehrere Meilensteine in der Entwicklung des Gesundheitswesens festmachen. Zum einen die Gründung der Charité in Berlin als Lehreinrichtung mit Krankenhausfunktionen sowie die Entstehung weiterer städtischer Krankenhäuser, die medizinische Behandlung im weitesten Sinne boten und mit dem heutigen Verständnis eines Krankenhauses vergleichbar sind.

Im Jahr 1871, zur Zeit der Reichsgründung, wurden gesetzliche Standards mit Hygienevorgaben eingeführt. 1883 entstand die erste gesetzliche Krankenversicherung, die ab 1911 unter dem Namen »Gesetz über die Krankenversicherung der Angestellten« mit umfassenderen Mitgliederkreis wirkte und als Vorläufer der heutigen Sozialversicherung gilt. Mit der Einführung dieser Angestelltenversicherung erhielten viele Bürger (insbesondere Büroangestellte und Techniker) erstmals Zugang zu einer solchen Absicherung.

In der historischen Betrachtung ist zudem die Trennung der Gesundheitssysteme in der Bundesrepublik Deutschland (BRD) und der Deutschen Demokratischen Republik (DDR) nach dem Zweiten Weltkrieg von Bedeutung. Ein weiterer wichtiger Aspekt ist die zunehmende Technisierung und der Ausbau der Krankenhäuser in der Nachkriegszeit.

Die zunehmende Technologisierung und der Ausbau der Krankenhauslandschaft führten zum Krankenhausneuordnungsgesetz, welches eine geregelte und gesteuerte Krankenhausplanung und Versorgung sicherstellen sollte.

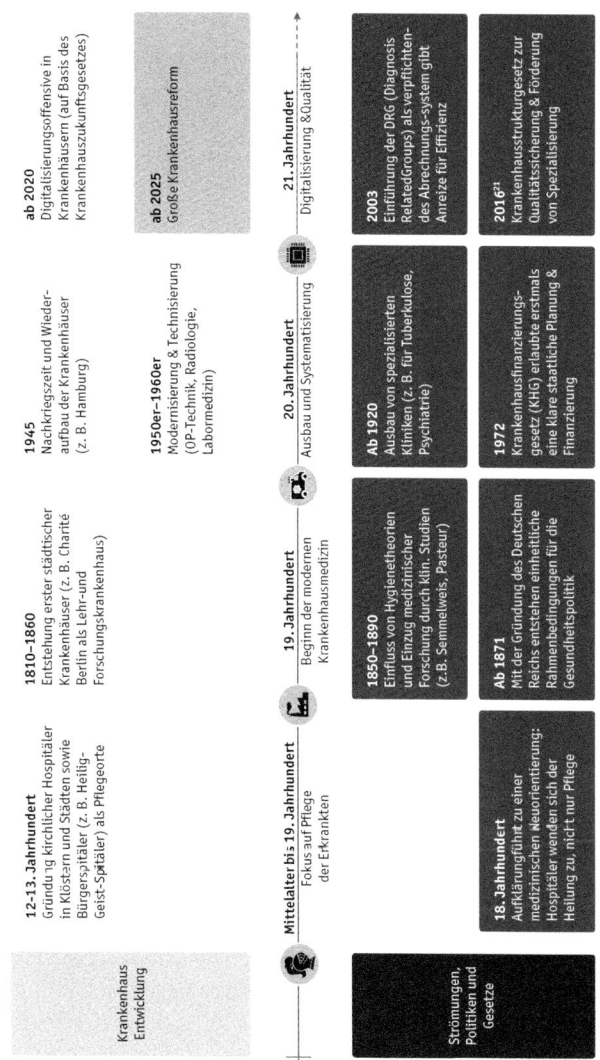

Abb. 1.8: Meilensteine des deutschen Krankenhauswesens (Quellen: Charité – Universitätsmedizin Berlin, o. D.; Dross, 2021; Landeshauptstadt Mainz, o. D.; Spree, 2006; Stiftung Bürgerspital zum Hl. Geist, o. D.; Vogt-Lüerssen, o. D.)

Zentrale Punkte dieses Gesetzes waren die Einführung von Krankenhausplänen und die duale Finanzierung. Im Bereich der Betriebskosten begann man 1972 mit einer retrospektiven Selbstkostendeckung. Dies bedeutet vereinfacht gesprochen, dass die Krankenhäuser ihre angefallenen Kosten erstattet bekamen. Um diese Kosten zu begrenzen, wurde 1985 auf die prospektive Selbstkostendeckung umgestellt, bei der die Kosten im Vorhinein geschätzt wurden, damit die Selbstkosten nicht beliebig hoch anfallen konnten.

Ein weiterer Schritt in Richtung Fallpauschalen erfolgte 1993 beziehungsweise 1995 mit der Einführung von Fallpauschalen und Sonderentgelten. Aus dem Bestreben heraus, ein effizienteres System zu etablieren, wurde im Jahr 2003 das international gängige System der Diagnosebezogenen Fallgruppen (DRG) als German DRG (G-DRG) eingeführt. Dieses System wurde in den darauffolgenden Jahren schrittweise weiterentwickelt und reformiert.

▶ Abb. 1.10 zeigt deutlich, dass als Reaktion auf die Einführung des DRG-Systems in Deutschland tatsächlich sowohl die Anzahl der Krankenhäuser als auch die Verweildauer signifikant zurückgegangen ist. Die Fallzahlen hingegen sind in den Jahren 2010 bis 2019 um etwa 10 % gestiegen, während die Bettenzahl, Bettenauslastung sowie Berechnungs- und Belegungstage im Wesentlichen bis 2019 konstant geblieben sind. Mit der COVID-19-Pandemie kam es zu einem starken Rückgang der Fallzahlen, Bettenauslastung, Berechnungs- und Belegungstage, die auch nach der Pandemie nicht wieder ihr altes Niveau erreicht haben. Dieser Leistungsrückgang führt zu erheblichen ökonomischen Auswirkungen und Druck im Krankenhauswesen, da eine Anpassung der Kostenstruktur an den Rückgang der Leistungen nicht im gleichen Maße möglich ist. Vorgehaltene Strukturen wie medizinische Technik und Gebäude können nicht (kurzfristig) abgebaut werden und im Bereich des Personals sind für viele Fachabteilungen und Schichtbetriebe praktisch wie regulatorisch Mindestmengen notwendig (Mostert et al., 2021).

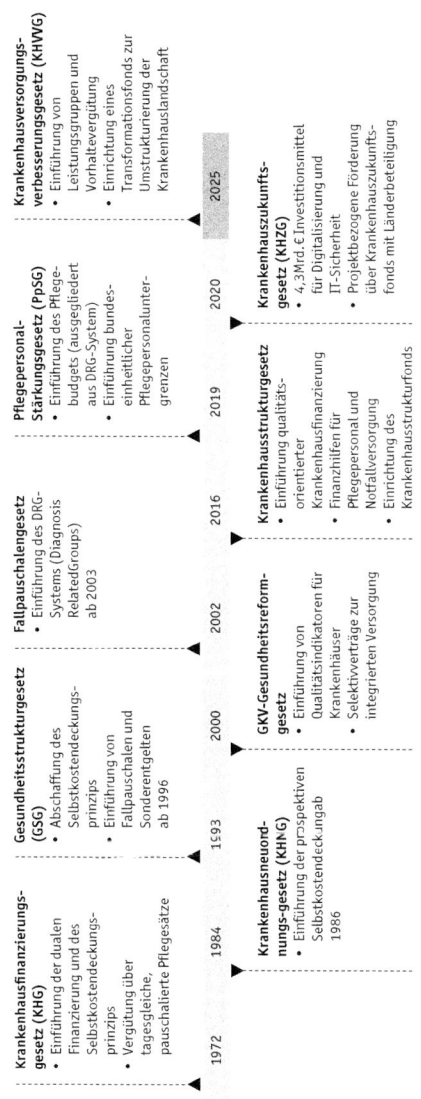

Abb. 1.9: Wichtigste Reformen des Krankenhauswesens seit 1972 (ohne KHAG; Quellen: Busse et al., 2017; Gerlinger, 2017b; BMG, 2018; BMG, 2020; BMG, 2024a)

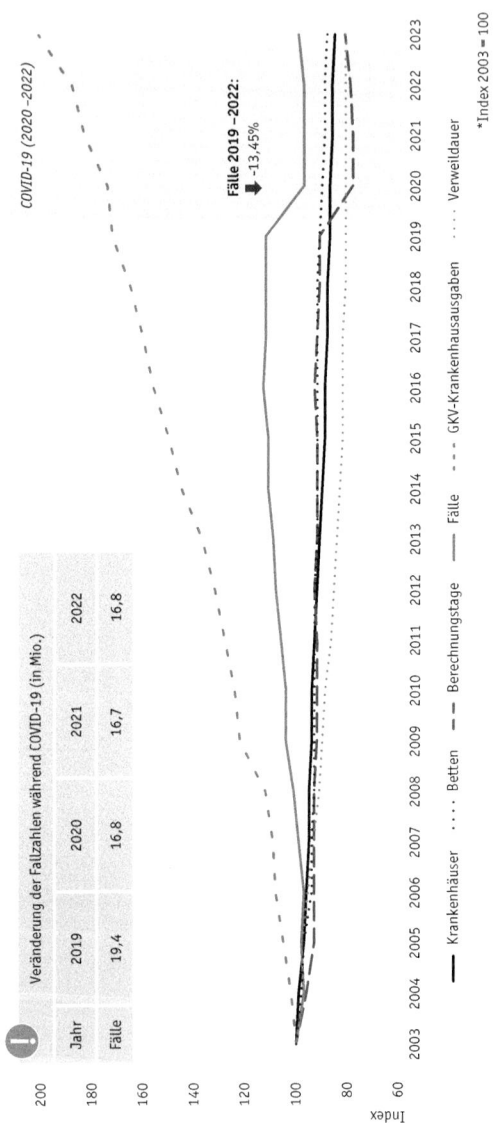

Abb. 1.10: Krankenhausindikatoren im Zeitverlauf (Quellen: Eigene Darstellung und Berechnung nach Statistisches Bundesamt, 2024b; vdek, 2024c)

1.4 Herausforderungen des deutschen Krankenhauswesens

»Kurz & Knapp«

* Die finanziellen und strukturellen Herausforderungen deutscher Krankenhäuser werden durch externe Krisen wie die Energiekrise, die Inflation und den demografischen Wandel verschärft.
* Der Fachkräftemangel betrifft besonders ländliche Regionen und wirkt sich auf die Personalverfügbarkeit aus.
* Wirtschaftlicher Druck auf Krankenhäuser steigt, verstärkt durch steigende Sach- und Personalkosten sowie gesunkene Fallzahlen in den letzten vier Jahren.
* Das DRG-System wird für eine zu starke Ökonomisierung und Fehlanreize kritisiert – es begünstigt Behandlungsquantität statt Versorgungsqualität.
* Viele Krankenhäuser, vor allem kleinere Häuser, können aufgrund fixer Kosten und unzureichender Investitionen in Technik und Digitalisierung kaum kostendeckend arbeiten.
* Deutschland weist im internationalen Vergleich eine hohe Krankenhausdichte und viele Betten pro Einwohner auf, kann dies aber aufgrund ineffizienter Ressourcennutzung nicht in einen entsprechenden Qualitätsvorteil übersetzen.
* Eine grundlegende Reform ist notwendig, um Effizienz, Steuerbarkeit, Wirtschaftlichkeit und Versorgungsqualität zu verbessern und die Anpassung an die neuen Herausforderungen zu ermöglichen.

Um die aktuellen Herausforderungen sowie die der letzten Jahre im deutschen Krankenhauswesen zu verstehen, ist es hilfreich, aus drei Perspektiven auf die Krankenhäuser zu schauen. Diese Perspektiven umfassen die Kostenseite, die Leistungsseite sowie das Personal

(▶ Abb. 1.11 und ▶ Abb. 1.12). Alle drei Bereiche werden massiv von den Megathemen beziehungsweise Krisen unserer Zeit beeinflusst. Diese umfassen die Energiekrise, die Inflation und den demografischen Wandel.

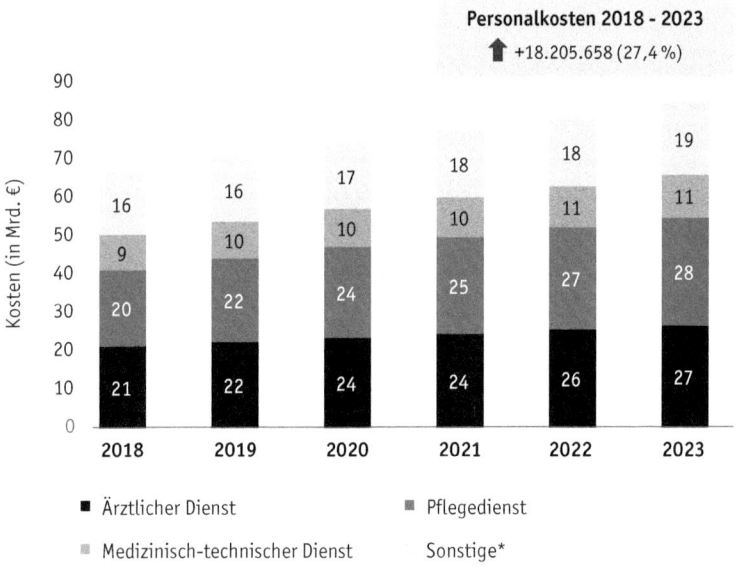

■ Ärztlicher Dienst   ■ Pflegedienst
■ Medizinisch-technischer Dienst   Sonstige*

*Sonstige = Funktionsdienst, Klinisches Hauspersonal, Wirtschafts-und Versorgungsdienst, Technischer Dienst, Verwaltungsdienst, Sonderdienst, Sonstiges Personal, nicht zurechenbare Personalkosten

Abb. 1.11: Entwicklung der Personalkosten deutscher Krankenhäuser (Quellen: Statistisches Bundesamt (2020, 2021, 2022a, 2022b, 2023a, 2024b)

Der demografische Wandel hat zum einen den Effekt, dass sich das benötigte Leistungsspektrum der zu versorgenden Bevölkerung in den nächsten Jahren deutlich verändern und insgesamt steigen wird. Die demografische Alterung der Gesellschaft führt zu einer verstärkten Nachfrage nach geriatrischer Versorgung sowie spezialisierten Behandlungen für Patienten mit mehreren chronischen Erkrankungen.

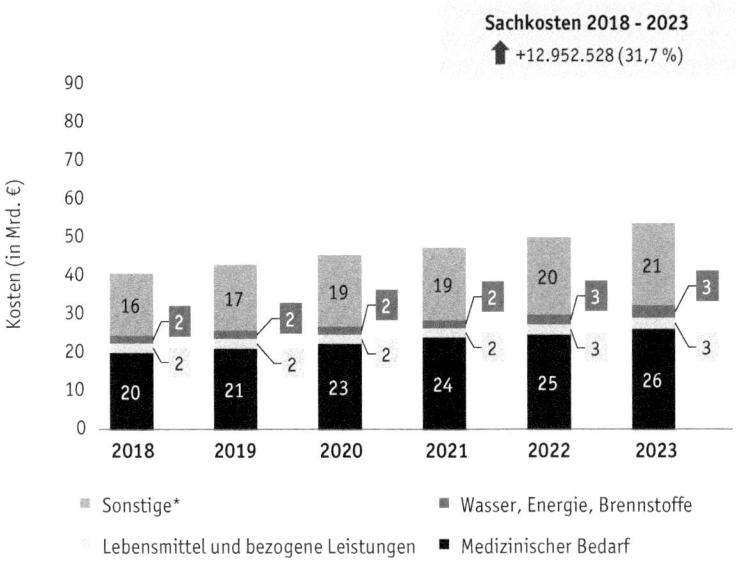

Abb. 1.12: Entwicklung der Sachkosten deutscher Krankenhäuser (Quellen: Statistisches Bundesamt (2020, 2021, 2022a, 2022b, 2023a, 2024b)

Zum anderen verstärkt der demografische Wandel den bereits bestehenden Fachkräfte- und Personalmangel im Krankenhaus. Dies betrifft sowohl die insgesamt benötigten Personalkapazitäten als auch deren geografische Verteilung. Diese Entwicklung führt bereits heute zu erheblichen Versorgungsproblemen insbesondere im ländlichen Raum.

Die Energiekrise, hauptsächlich durch den Angriffskrieg Russlands auf die Ukraine verursacht, und die starke Inflation in den Jahren 2022 und 2023 haben, in Kombination mit einem nachhaltigen Leistungsrückgang, zu erheblichem wirtschaftlichem Druck geführt. Aktuelle Krankenhaus-Ratings gehen davon aus, dass 70 bis 80 % der Krankenhäuser ein negatives Jahresergebnis erzielen werden. Angesichts des aktuellen, nicht nachhaltig aufrecht zu erhaltenden Status quo der Krankenhäuser, führt dies zu einer erhöhten Anzahl an Insolvenzen sowie zu regionalen Neugestaltungen der Krankenhauslandschaft, einschließlich Fusionen und Verkäufen.

Schon seit der Einführung des DRG-Systems ist es nicht mehr ungewöhnlich, dass regionale Kooperationen eingegangen oder Verbundbildungen durchgeführt werden, um eine umfassendere Versorgung der Region sicherzustellen. Diese Maßnahmen sind politisch gewollt und werden durch die Krankenhausreform nochmals intensiver gefördert und gefordert (▶ Kap. 2).

Doch nicht nur die externen Faktoren führen zu Herausforderungen bei den Krankenhäusern, auch das DRG-System als solches steht in der Kritik. Kritiker bemängeln eine zu starke Ökonomisierung der Gesundheitsleistungen, die zu Fehlanreizen bei der Versorgung führt.

Die Einführung des DRG-Systems in Deutschland hat zu einer Verkürzung der Verweildauern geführt, jedoch auch eine problematische Anreizstruktur mit sich gebracht. Viele Krankenhäuser haben sich auf diese Anreize eingelassen und dabei den Fokus auf Quantität statt Qualität der Versorgung gelegt.

Es lässt sich empirisch nachweisen, dass insbesondere wirtschaftlich lukrative Leistungen nach Einführung der DRG häufiger durchgeführt wurden. Es kann vermutet werden, dass dies teilweise ohne medizinische Notwendigkeit geschah. Die wirtschaftlichen Anreize zur Mengenausweitung, nach dem Motto »mehr Behandlungen führen zu höheren Erlösen«, sind eine bekannte Binsenweisheit im Krankenhausmanagement.

Die Kombination des DRG-Systems mit der dualen Finanzierung führte dazu, dass kleine Krankenhäuser (ausgenommen spezialisierte Fachkliniken) oft nicht kostendeckend arbeiten können und unter erheblichem finanziellen Druck stehen. Ferner lässt sich beobachten, dass fehlende Investitionen in moderne Technik und Digitalisierung zu einer negativen Auswirkung auf die Effizienz und Versorgungsqualität des Gesundheitssystems insgesamt führen. Die genannten Faktoren verdeutlichen die Herausforderungen, denen das System und insbesondere kleinere Krankenhäuser im ländlichen Raum gegenüberstehen.

Auf Makroebene kann diese Ineffizienz durch entsprechende Daten untermauert werden. Im internationalen Vergleich zeigt sich beispielsweise, dass die Krankenhausdichte sowie die Anzahl von Krankenhausbetten pro 100.000 Einwohner in Deutschland deutlich höher ist als in anderen Ländern (▸ Abb. 1.13). Es resultieren hohe Kosten und eine ineffiziente Ressourcennutzung. Viele Kliniken sind unterausgelastet, was wegen hoher Fixkosten zu wirtschaftlichem Druck führt. Zudem sind kleine und mittelgroße Krankenhäuser insgesamt wenig spezialisiert und bieten ein breites Behandlungsspektrum an, obwohl häufig nur niedrige Fallzahlen in den jeweiligen Fachbereichen vorliegen. Eine geringe Fallzahl kann allerdings mit dem Verlust an Erfahrung in der Durchführung dieser Behandlungen einhergehen. Empirische Daten legen nahe, dass dies zu Defiziten in der Qualität der medizinischen Versorgung führen kann (Institut für Qualität und Wirtschaftlichkeit im Gesundheitswesen (IQWiG), 2024).

Trotz einer im europäischen Vergleich hohen Krankenhausdichte, einer überdurchschnittlichen Bettenkapazität und den höchsten Gesundheitsausgaben gemessen am BIP (Platz 1 in Europa im Jahr 2022), liegt Deutschland bei der Versorgungsqualität nur im europäischen Mittelfeld. Betrachtet man beispielsweise die Kennzahl der vermeidbaren Todesfälle im europäischen Vergleich, so liegt Deutschland lediglich auf Platz 19. Platz 1 bedeutet in diesem Fall die geringste Sterblichkeit. Auch bei den behandelbaren Todesfällen befindet sich Deutschland nur im unteren Mittelfeld (Eurostat, 2025). Insgesamt ergibt sich somit das Bild eines suboptimalen Gesundheitssystems, das trotz sehr hoher Ausgaben nur durchschnittliche Ergebnisse erzielt. Bei gleichbleibender Versorgungsleistung und Fortbestehen dieser ineffizienten Krankenhausstruktur würde es in den nächsten Jahren zu Kostensteigerungen im Sinne der gesetzlichen Krankenversicherung kommen.

Allein aus wirtschaftlichen und Effizienz-Gründen ist eine Reform dringend notwendig. Darüber hinaus ist die Bewältigung der wirt-

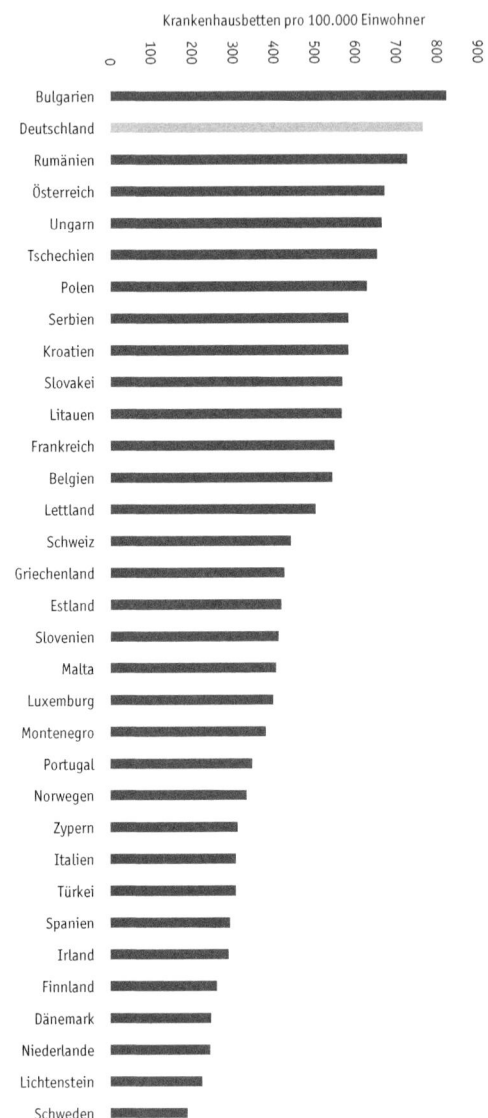

Abb. 1.13: Bettenzahl in der stationären Akutversorgung 2022 in europäischen Ländern (pro 100.000 Einwohner) (Quelle: Eurostat, 2024)

schaftlichen Probleme, die Steuerung des notwendigen Strukturwandels sowie die Erfüllung des Wunsches nach steuerbarer, transparenter Leistungsqualität ausschlaggebend für den Reformbedarf.

Die konkreten Anlässe und die Entwicklung der Reform werden im nächsten Kapitel dargestellt. Dieses beginnt mit den politischen und gesellschaftlichen Zielen, erläutert die rechtlichen und politischen Rahmenbedingungen und geht dann auf die Grundprinzipien der neuen Krankenhausplanung ein. Abschließend wird in diesem Kapitel das neue System in den internationalen Vergleich gestellt.

2 Die Krankenhausreform 2025[1]

Ausgehend von dem zuvor dargestellten Handlungsdruck und Reformbedarf wurde Ende 2024 das Krankenhausversorgungsverbesserungsgesetz (KHVVG) verabschiedet und ist zum 1. Januar 2025 in Kraft getreten. Das KHVVG bildet den Kern der Krankenhausreform. Die Umsetzung findet sukzessive statt und wird voraussichtlich bis zum Jahr 2030 abgeschlossen sein. Die Förderphase und damit mittelbar die Wirkung des im Frühjahr 2025 beschlossenen Transformationsfonds ist für zehn Jahre bis Ende 2035 angesetzt. Das Krankenhausreformanpassungsgesetz (KHAG), dessen Kabinettsentwurf im Oktober 2025 beschlossen wurde, hat zum Ziel, die Umsetzung durch Anpassungen von Regelungen und Fristen zu vereinfachen, ändert die Reform aber nicht grundsätzlich. Eine Übersicht über die spezifischen Änderungen wie sie im Kabinett im Oktober 2025 beschlossen wurden, sind in (▶ Kap. 5) zu finden.

In der Kommunikation der damaligen Bundesregierung, insbesondere des Gesundheitsministers Lauterbach, umfasst die Krankenhausreform ein umfassendes Paket an Gesetzen, die insbesondere auf eine Steigerung der Versorgungsqualität und die Gewährleistung einer flächendeckenden Gesundheitsversorgung abzielen. Diese ganzheitliche Transformation beinhaltet als wichtigen Bestandteil zudem den Wandel hin zu einer Priorisierung von digitalen (telemedizinischen) Lösungen vor ambulanten, vor stationären Behandlungen. Die spezifischen Gesetze, die vom genannten Gesundheitsminister beispielsweise im Rahmen seines Vortrags auf der

---

[1] Die Ausführungen in diesem Kapitel beruhen auf dem Gesetz zur Verbesserung der Versorgungsqualität im Krankenhaus und zur Reform der Vergütungsstrukturen (Krankenhausversorgungsverbesserungsgesetz – KHVVG) sowie auf dem Eckpunktepapier zur Krankenhausreform des Bundesministeriums für Gesundheit (BMG, 2023a; BMG, 2024a).

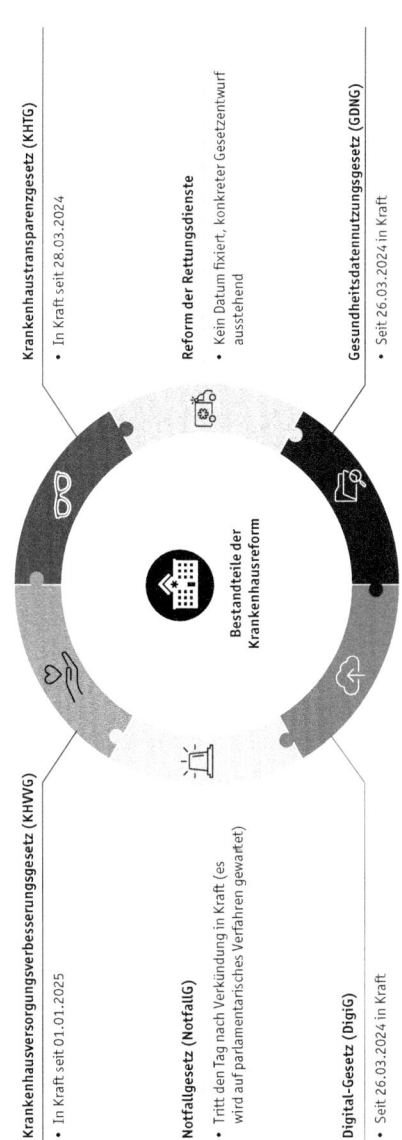

Krankenhaustransparenzgesetz (KHTG)
- In Kraft seit 28.03.2024

Reform der Rettungsdienste
- Kein Datum fixiert, konkreter Gesetzentwurf ausstehend

Gesundheitsdatennutzungsgesetz (GDNG)
- Seit 26.03.2024 in Kraft

Bestandteile der Krankenhausreform

Krankenhausversorgungsverbesserungsgesetz (KHVVG)
- In Kraft seit 01.01.2025

Notfallgesetz (NotfallG)
- Tritt den Tag nach Verkündung in Kraft (es wird auf parlamentarisches Verfahren gewartet)

Digital-Gesetz (DigiG)
- Seit 26.03.2024 in Kraft

Abb. 2.1: Bestandteile der Krankenhausreform im weiteren Sinne (ohne KHAG; Quelle: Verband der Ersatzkassen e. V. (vdek), 2024a)

DMEA 2024 – einer internationalen Fachmesse für digitale Gesundheitsanwendungen – als Teil einer weiter gefassten Krankenhausreform vorgestellt wurden, sind in ▶ Abb. 2.1 aufgeführt.

Zum Verständnis der Krankenhausreform werden in diesem Kapitel zunächst die politischen und gesellschaftlichen Ziele, die mit der Reform verfolgt werden, dargestellt (▶ Kap. 2.1). Anschließend wird der rechtliche und politische Rahmen, in dem die Reform kontextualisiert ist, erläutert (▶ Kap. 2.2). Das Kapitel schließt mit einer ausführlichen Erläuterung der Grundprinzipien der Krankenhausreform (▶ Kap. 2.3) sowie mit einem kurzen Vergleich international implementierter Modelle (▶ Kap. 2.4). Dieses Kapitel bildet in der Erläuterung der Reform und deren Mechanismen den Kern dieses Buches.

Auf Grundlage dieses Verständnisses der Krankenhausreform werden im ▶ Kap. 3 die Auswirkungen der Reform analysiert, um im ▶ Kap. 4 die Umsetzungsstände und Planungen der Bundesländer zu betrachten.

Exkurs: Krankenhaustransparenzgesetz

Die Bundesregierung verfolgt mit dem Krankenhaustransparenzgesetz das Ziel, mehr Übersicht und Vergleichbarkeit in der stationären Versorgung zu schaffen. Seit Mai 2024 steht ein bundesweites Online-Verzeichnis zur Verfügung, das unter https://bundes-klinik-atlas.de/ frei zugänglich ist.

Dieses umstrittene Verzeichnis soll wichtige Informationen zu Krankenhäusern, einschließlich Leistungen, Fallzahlen, personeller Ausstattung, Zertifikaten, Notfallversorgung sowie der sogenannten Versorgungsstufe (beispielsweise Grund-, Schwerpunkt- oder Maximalversorgung) bieten. Die Patienten können dadurch besser einschätzen, welches Krankenhaus für ihre Behandlung am geeignetsten ist.

Die Daten werden regelmäßig aktualisiert, und die Krankenhäuser sind verpflichtet, vollständige Angaben zu machen. Bei Verstößen gegen diese Verpflichtung drohen finanzielle Kürzungen. Das übergeordnete Ziel ist es, mehr Transparenz und eine bessere Qualität in der Versorgung zu gewährleisten.

2.1 Politische und gesellschaftliche Ziele der Krankenhausreform

»Kurz & Knapp«

Die Krankenhausreform verfolgt fünf wesentliche Ziele:

* Gewährleistung der Versorgungssicherheit für Patienten unabhängig vom Wohnort
* Steigerung der Behandlungsqualität und Patientensicherheit durch Konzentration komplexer Leistungen in spezialisierten Kliniken
* Förderung der Transparenz und des Qualitätsvergleichs zwischen Krankenhäusern
* Entökonomisierung der Versorgung: Fokus auf Qualität statt Menge, u. a. durch Vergütung für Vorhaltung von Leistungen
* Effizienzsteigerung durch bessere Nutzung begrenzter Ressourcen (und Entbürokratisierung)

Ganz grob gesehen, verfolgt die Krankenhausreform (insbesondere KHVVG und KHAG) drei zentrale Ziele:

* die Gewährleistung der Versorgungssicherheit,
* die Sicherung und Steigerung der Behandlungsqualität sowie
* die Effizienzsteigerung in der Krankenhausversorgung.

Um die Qualität der medizinischen Versorgung und die Patientensicherheit zu erhöhen, sollen komplexe medizinische Leistungen zukünftig in spezialisierten Kliniken konzentriert werden. Das bedeutet, dass nicht mehr jedes Krankenhaus die komplette Bandbreite an medizinischen Eingriffen durchführen darf. Komplexe Behandlungen sollen nur noch in Kliniken mit ausreichender personeller Erfahrung und hochwertiger technischer Ausstattung erfolgen. Zusätzlich soll die Transparenz der Behandlungsqualität erhöht und ein Qualitätsvergleich zwischen den Kliniken ermöglicht werden, damit Patienten informierte Entscheidungen, z. B. über die Wahl des Krankenhauses, treffen können.

Darüber hinaus wird eine »Entökonomisierung« des Systems angestrebt, mit dem Ziel, die Qualität der Behandlung gegenüber der Quantität der erbrachten Leistungen zu priorisieren. Das System der Fallpauschalen hat in der Vergangenheit Anreize gesetzt, medizinisch nicht indizierte Behandlungen aus ökonomischen Gründen durchzuführen. Gemäß der Krankenhausreform werden Krankenhäuser zukünftig (anteilig) für das bloße Vorhalten von Leistungen vergütet und nicht (vornehmlich) für deren Erbringung.

Des Weiteren verfolgt die Reform das Ziel, eine flächendeckende und bedarfsgerechte medizinische Versorgung sicherzustellen, unabhängig vom Wohnort der Patienten. Insbesondere in dünn besiedelten, ländlichen und strukturschwachen Regionen zeichnet sich bereits heute ein Rückgang der stationären Versorgungskapazitäten ab. Dies führt dazu, dass Patienten längere Fahrtwege auf sich nehmen müssen, um ein Krankenhaus zu erreichen. Die stärkere Konzentration von Leistungen auf spezialisierte Einrichtungen könnte auf den ersten Blick dem Ziel der flächendeckenden Versorgung widersprechen. Die Reform verspricht jedoch eine »verlässliche Versorgung«, insbesondere für die Grund- und Notfallversorgung innerhalb »sinnvoller Fahrtzeiten«.

Ein weiteres Ziel der Reform ist, die Effizienz der Krankenhausversorgung zu steigern, indem bürokratische Prozesse vereinfacht und die Verwaltung entlastet wird. Dies soll dazu beitragen, dass die knappen Ressourcen effizient genutzt werden und somit mehr Ressourcen für die direkte Patientenversorgung zur Verfügung stehen (BMG, 2023).

2.2 Rechtliche und politische Rahmenbedingungen der Reform

»Kurz & Knapp«

- Das Krankenhausversorgungverbesserungsgesetz (KHVVG) trat am 1. Januar 2025 in Kraft und bildet das zentrale Reformgesetz mit Elementen wie Vorhaltefinanzierung, Leistungsgruppen und Transformationsfonds.
- Die Reform basiert auf dem Koalitionsvertrag und der Einsetzung einer Kommission im Mai 2022, die Leitplanken und Kriterien (z. B. Erreichbarkeit, demografische Entwicklung) für die Krankenhausplanung definierte.
- Die Bund-Länder-Gruppe begann Anfang 2023 mit offiziellen Beratungen, welche zu konkreten Vorschlägen und politischen Abstimmungen führten.
- Am 10. Juli 2023 einigten sich Bund und Länder auf die Eckpunkte der Reform, darunter Vorhaltepauschalen und Leistungsgruppen.
- Im November 2023 wurde ein gemeinsamer Fahrplan von Gesundheitsministern im Bund und in den Ländern vereinbart; der Gesetzesentwurf wurde danach weiter angepasst, insbesondere mit Blick auf ambulante und kinderärztliche Versorgung.
- Der Bundestag verabschiedete das Gesetz am 17. Oktober 2024, der Bundesrat stimmte am 22. November 2024 zu; stufenweise Umsetzung mit mehreren verbindlichen Terminen bis 2030.

Das KHVVG trat am 1. Januar 2025 in Kraft. Dieses bedeutende Reformgesetz umfasst Elemente wie die Vorhaltefinanzierung, Leistungsgruppen sowie den Transformationsfonds. Der gesetzgeberische und politische Prozess erforderte jedoch umfassende Vor- und Nachbereitungen. In diesem Unterkapitel werden sowohl die Entstehung der Reform bzw. des Gesetzes als auch die Schritte zur vollständigen Umsetzung bis zum Jahr 2030 dargestellt. Zunächst wird die historische Entwicklung der Reform zusammengefasst. Anschließend werden die wesentlichen rechtlichen Aspekte und ihre Verteilung auf verschiedene Akteure erläutert. Abschließend werden die weiteren Schritte zur Umsetzung und mögliche Anpassungen dargelegt.

Als Ausgangspunkt des konkreten Reformvorhabens, wie es von der rot-grün-gelben Regierung vorangetrieben wurde, kann der Koalitionsvertrag der alten Bundesregierung beziehungsweise die Einrichtung einer Kommission auf Grundlage der Vereinbarung im Koalitionsvertrag im Mai 2022 gesehen werden. Diese Kommission legte eine Stellungnahme vor und erarbeitete Leitplanken für eine auf Leistungsgruppen und Versorgungsstufen basierende Krankenhausplanung.

Dies geschah unter Berücksichtigung der demografischen Entwicklung sowie vereinbarter Kriterien, wie beispielsweise der Erreichbarkeit der medizinischen Versorgung für Patienten.

Auf Grundlage dieser Vorschläge wurden im Rahmen des politischen Diskurses zwischen Bund, Ländern und Fraktionen konkrete, ausformulierte Vorschläge unterbreitet. Die erste Auftaktsitzung der Bund-Länder-Gruppe für die Krankenhausreform fand Anfang 2023 statt.

Im Verlauf der folgenden Monate und nach mehreren Bund-Länder-Treffen sowie intensiven politischen Diskussionen über die Elemente der Reform, einigten sich Bund und Länder am 10. Juli 2023 auf Eckpunkte der Krankenhausreform. Diese Eckpunkte umfassen bereits Vorhaltepauschalen und Leistungsgruppen.

Ende November 2023 einigten sich die Gesundheitsminister des Bundes und der Länder im Rahmen der Bund-Länder-Arbeitsgruppe auf einen gemeinsamen Fahrplan für die weitere Reform.

Auf Grundlage dieses Fahrplans und der weiteren Absprachen beschloss das Bundeskabinett einen Vorschlag für das KHVVG. Der Gesetzesentwurf wurde über fünf Monate hinweg intensiv diskutiert und angepasst. Anpassungen umfassten insbesondere die ambulante

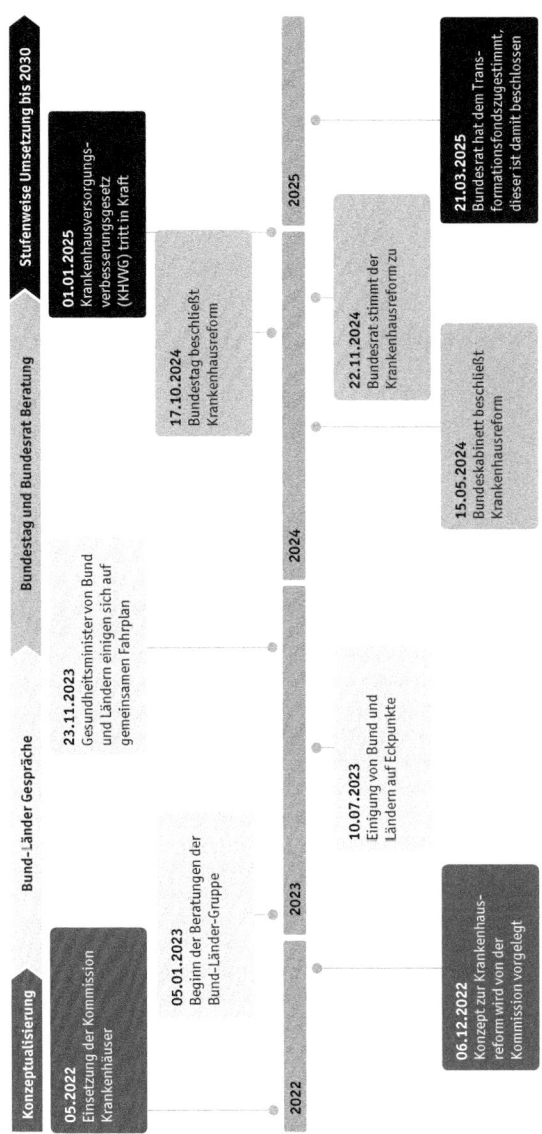

Abb. 2.2: Chronik der Krankenhausreform (Quelle: BMG, 2025b)

Facharztversorgung in ländlichen Gebieten und die Kinderbehandlung.

Der Deutsche Bundestag beschloss den Gesetzestext zur Krankenhausreform am 17. Oktober 2024. Der Bundesrat genehmigte das Gesetz am 22. November 2024, sodass es am 1. Januar in Kraft treten konnte, wobei ursprünglich eine stufenweise Umsetzung gemäß ▶ Abb. 2.3 vorgesehen war. Es ist zu erwarten, dass mit dem finalen Beschluss des KHAG durch den Bundestag (vermutlich Ende 2025) die noch ausstehenden Fristen verändert werden.

Teil dieser Umsetzung ist der zunächst noch nicht ausformulierte Krankenhaustransformationsfonds (▶ Kap. 2.3), der in Form der »Verordnung zur Verwaltung des Transformationsfonds im Krankenhausbereich« (KHTFV) mittlerweile konkretisiert wurde und am 18. 04. 2025 in Kraft getreten ist.

Der Krankenhaustransformationsfonds dient als zentrales Finanzierungsinstrument für den avisierten Strukturwandel im Krankenhauswesen. Der Fonds umfasst eine Förderung ab 2026 mit bis zu 50 Milliarden Euro, verteilt auf eine Laufzeit von 10 Jahren.

Das KHVVG zielt auf eine schrittweise Umsetzung mit jährlichen Kernfristen ab, beispielsweise im Bereich der Vergütungsvereinbarung und Leistungsauswahl. Die im Gesetzestext festgelegten zeitlichen Meilensteine sollen den beteiligten Akteuren Planungssicherheit bieten. Der Gesetzgeber hat eine qualitätsorientierte Übergangslogik implementiert, indem ab 2028 (nach KHAG, ursprünglich ab 2027) verbindliche Qualitäts- und Vorhalteanforderungen eingeführt werden sollen. Diese Anforderungen basieren zunächst auf vereinfachten Übergangsregelungen für die Qualitätskriterien der 61 Leistungsgruppen (nach KHAG, ursprünglich 65 Leistungsgruppen) und werden durch spätere Rechtsverordnungen weiter konkretisiert. Diese umfassen neben den 60 Leistungsgruppen der NRW-Krankenhausplanung nur noch eine zusätzliche Leistungsgruppe (spezielle Traumatologie).

In dieser Übergangsregelung werden die Qualitätskriterien der Leistungsgruppen durch vier Anforderungsbereiche definiert.

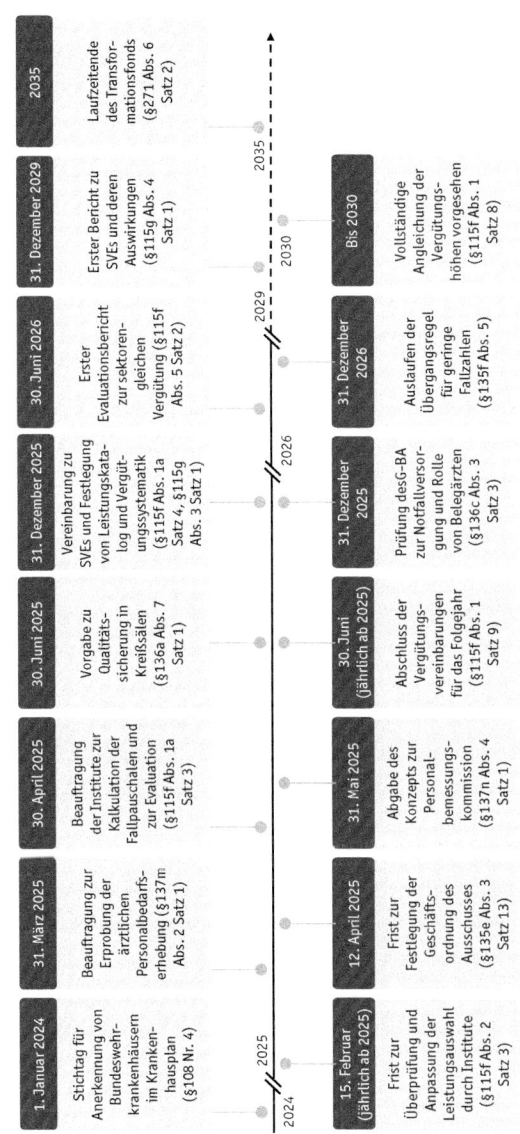

Abb. 2.3: Stufenweise Umsetzung des KHVVG (Quelle: BMJV d)

1. Erbringung verwandter Leistungsgruppen
2. Sachliche Ausstattung
3. Personelle Ausstattung
   a) Qualifikation
   b) Verfügbarkeit
   c) Pflegepersonal
4. Sonstige Struktur- und Prozessvoraussetzungen

Als Qualifizierungsmerkmale können zusätzliche Kriterien festgelegt werden, wie z. B. entsprechende Gerätschaften oder Kooperationsangebote.

Die Übergangsregelungen ermöglichen überdies befristete Ausnahmen zur Sicherstellung der Versorgung, wenn die formalen Anforderungen an die Qualität in Bezug auf die avisierten Leistungsgruppen nicht erfüllt werden.

Die sektorenübergreifenden Versorgungseinrichtungen (SÜV), die als Kern der Reform betrachtet werden, sollen zeitnah ausgestaltet werden (▶ Kap. 2.3). Bis Ende 2029 sollen die ersten Berichte zu den SÜV vorliegen. Der gesamte Reformprozess ist umfassend regulatorisch begleitet und wird von Instituten, Ausschüssen und insbesondere vom Gemeinsamen Bundesausschuss (G-BA) beeinflusst. Die Streckung des Transformationsfonds auf zehn Jahre impliziert, dass der politische und rechtliche Rahmen so gesetzt ist, dass der angestrebte Wandel zeitlich auf mindestens 10 Jahre angelegt ist.

Die am Reformprozess beteiligten Akteure lassen sich grob in elf Kategorien einteilen. Zunächst ist das Bundesministerium für Gesundheit zu nennen, welches als gesetzgeberischer Initiator, Verordnungsgeber und bei Nichteinigung als Schiedsinstanz maßgeblich beteiligt ist. Als beauftragende Instanz für die Institute, Instanz für Schiedssprecher und erlassende Instanz für Rechtsverordnungen besitzt das Bundesministerium für Gesundheit damit eine hohe Gestaltungsmacht.

In der fachlichen Ausgestaltung spielt der Gemeinsame Bundesausschuss (G-BA) als zentrales Gremium der Selbstverwaltung eine weitere wichtige Rolle. Der G-BA agiert als Richtliniengeber im Bereich der Qualitätssicherung der Prüfmaßnahmen und der Versorgung. Durch seine beratende Beteiligung in wesentlichen Ausschüssen können sektorale Qualitätsstandards geprägt und die regulatorischen Rahmenbedingungen festgelegt werden (G-BA, 2025).

Da die Krankenhausplanung weiterhin in der Landeshoheit bleibt, sind die Krankenhausplanungsbehörden die wesentlichen Akteure bei der Umsetzung von Reformen. Ihnen obliegt die Zuweisung der konkreten Leistungsgruppen an die Häuser sowie die Bestimmung von Ausnahmen zur Sicherstellung der Versorgung. Dadurch haben die Bundesländer einen erheblichen Einfluss auf die Versorgungsstruktur innerhalb ihres Gebietes. Beispielsweise kann ein Standort erhalten bleiben, obwohl er bestimmte (Qualitäts- oder Mengen-) Kriterien nicht erfüllt.

Die Deutsche Krankenhausgesellschaft (DKG) spielt als Vertragspartei weiterhin eine bedeutende Rolle auf Bundesebene. Sie bringt die Perspektive der Krankenhäuser in die Reformprozesse ein, hat jedoch weniger Einfluss auf die konkrete Gestaltung der Versorgungsstruktur in den einzelnen Bundesländern. Der Spitzenverband der Krankenkassen (GKV) kann insbesondere durch Vorgaben im Bereich der Vergütung, der Qualitätsstandards und der Strukturprüfung die Umsetzung der Reformen beschleunigen oder verzögern.

Die Kassenärztliche Bundesvereinigung (KBV) ist vor allem bei der Zulassung sowie bei der sektorenübergreifenden Versorgung involviert. Sie spielt eine entscheidende Rolle bei der ambulanten Anbindung von Krankenhäusern und der Sicherstellung einer integrierten Versorgung.

In der operativen Umsetzung spielt der Medizinische Dienst bei der Prüfung der Qualitätskriterien sowie bei der Erstellung der Gutachten eine zentrale Rolle. Er überprüft die Einhaltung der Mindeststandards und ermöglicht bzw. verhindert Vertragsabschlüsse. Eine wichtige Rolle spielen auch die vom Bundesministerium für Gesundheit beauftragten Institute wie das Institut für

Qualität und Wirtschaftlichkeit im Gesundheitswesen (IQWiG) oder das Institut für Qualitätssicherung und Transparenz im Gesundheitswesen (IQTIG). Diese Institute sind weiterhin für die Datenerhebung, Evaluation und Konzeptentwicklung zuständig und unterstützen durch fachliche und technische Grundlagen maßgeblich den Prozess. Berufsverbände und Patientenorganisationen werden ebenfalls beratend in den Prozess eingebunden, wobei ihr tatsächlicher Einfluss jedoch als gering einzuschätzen ist.

Zwei gesetzlich vorgeschriebene Akteure spielen in der Umsetzung des KHVVG eine besondere Rolle. Zum einen der Bewertungsausschuss, der durch Mehrheitsbeschlüsse Vorgaben einseitig durchsetzen kann und die Vergütungsregelungen festlegt. Bei Nichteinigung fungiert er auch als Ersatz-Schiedsorgan. Zum anderen sind dies die Schiedsstellen gemäß § 18 KHG, welche bei gescheiterten Verhandlungen eine Entscheidung treffen. Diese Schiedsstellen spielen eine maßgebliche Rolle, um die fristgerechte Wahrung und Durchsetzung bei umstrittenen Inhalten sicherzustellen.

2.3 Grundprinzipien der neuen Krankenhausplanung

Die Krankenhausreform zielt darauf ab, ihre Wirkung durch vier zentrale Elemente zu generieren. Zwei dieser Elemente, nämlich die Einführung der Leistungsgruppen und die Vorhaltefinanzierung, verändern die konkrete Finanzierung und Anreizstruktur für die einzelnen Krankenhäuser und Krankenhausträger. Die anderen beiden Elemente, der Transformationsfonds sowie die Möglichkeit zur Förderung und Etablierung von SÜV, fördern explizit einen Strukturwandel (▶ Abb. 2.4).

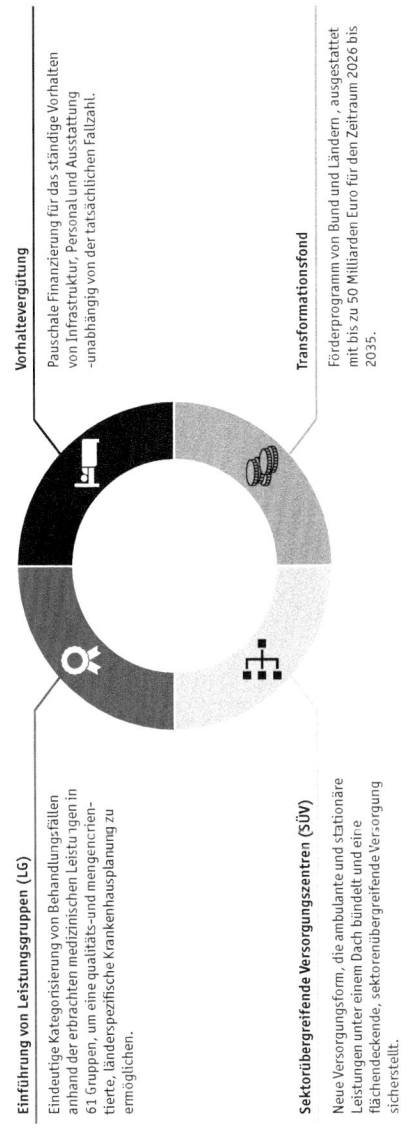

Vorhaltevergütung

Pauschale Finanzierung für das ständige Vorhalten von Infrastruktur, Personal und Ausstattung –unabhängig von der tatsächlichen Fallzahl.

Transformationsfond

Förderprogramm von Bund und Ländern, ausgestattet mit bis zu 50 Milliarden Euro für den Zeitraum 2026 bis 2035.

Einführung von Leistungsgruppen (LG)

Eindeutige Kategorisierung von Behandlungsfällen anhand der erbrachten medizinischen Leistungen in 61 Gruppen, um eine qualitäts-und mengenorientierte, länderspezifische Krankenhausplanung zu ermöglichen.

Sektorübergreifende Versorgungszentren (SÜV)

Neue Versorgungsform, die ambulante und stationäre Leistungen unter einem Dach bündelt und eine flächendeckende, sektorenübergreifende Versorgung sicherstellt.

Abb. 2.4: Grundprinzipien der Krankenhausreform (Quelle: Eigene Darstellung in Anlehnung an Reimbursement Institute, o. D.b).

Der Transformationsfonds kann als ein umfassendes finanzielles Anreizmodell zur Veränderung der Krankenhausstrukturen im Sinne der Reform interpretiert werden. Er zielt über sieben Fördertatbestände auf sieben spezifische Transformationsziele ab und beinhaltet mit einem achten Fördertatbestand die Möglichkeit, die Ausbildung zu verbessern oder zu erweitern.

Die vier benannten Grundprinzipien sind in den folgenden Abschnitten einzeln detailliert beschrieben.

2.3.1 Einführung der Leistungsgruppen

»Kurz & Knapp«

- Mit der bundesweiten (sukzessiven) Einführung von 61 Leistungsgruppen werden medizinische Leistungen in Kliniken eindeutig kategorisiert.
- Kliniken dürfen nur noch dann Leistungen einer Leistungsgruppe erbringen und abrechnen, wenn sie die notwendigen Qualitätskriterien – etwa fachlich qualifiziertes Personal und technische Ausstattung – erfüllen.
- Bestimmte Leistungsgruppen dürfen nur angeboten werden, wenn grundlegende Basisleistungen vorhanden sind (z. B. Innere Medizin, Intensivmedizin), um eine umfassende Versorgung sicherzustellen.
- Für jede Leistungsgruppe müssen Kliniken eine Mindestanzahl an Behandlungsfällen je Standort und Jahr nachweisen; dies soll die Erfahrung und Qualität steigern.
- Bei Überangebot entscheidet die Planungsbehörde anhand definierter Auswahlkriterien, welche Klinik eine bestimmte Leistungsgruppe erhält.

Ein Kernelement der Krankenhausreform ist die bundesweite Einführung von Leistungsgruppen. Die 61 Leistungsgruppen kategorisieren die gesamte Bandbreite der medizinischen Leistungen, die innerhalb einer Klinik erbracht werden, von der Diagnostik über operative Eingriffe bis hin zu weiteren therapeutischen Behandlungen und reichen von der Infektiologie bis hin zur speziellen Traumatologie.

Die Einführung der Leistungsgruppen zielt darauf ab, eine hohe Behandlungsqualität sicherzustellen. Zukünftig können Kliniken nur die Leistungen für jene Leistungsgruppen abrechnen, für die sie über das erforderliche medizinische Fachpersonal mit entsprechender Expertise sowie die notwendige Ausstattung verfügen. Dies wird durch die Überprüfung festgelegter Qualitätskriterien gewährleistet. Nur in eng begrenzten Ausnahmefällen und ausschließlich zur Sicherstellung einer flächendeckenden Versorgung der Bevölkerung dürfen Krankenhäuser Leistungsgruppen ausführen, auch wenn sie die Qualitätskriterien nicht vollständig erfüllen (BMG, 2024b). Die genaue Ausgestaltung muss durch eine Rechtsverordnung des BMG festgelegt werden. Das KHAG hat hier bereits die Ausnahmeregelungen (max. drei Jahre) gelockert und die Notwendigkeit einer Prüfung, ob Kriterien in Kooperation erfüllt werden können, ergänzt.

Der Leistungsgruppen-Ausschuss entwickelt die Leistungsgruppen in den kommenden Jahren weiter. Er setzt sich aus Mitgliedern des GKV-SV, der DKG, der Bundesärztekammer, des Pflegerats und des Verband der Universitätsklinika Deutschlands (VUD) zusammen, mit der Arbeitsgemeinschaft der Wissenschaftlichen Medizinischen Fachgesellschaften (AWMF) als Beratung. Der Ausschuss kann dem Ministerium im ersten Quartal jeden Jahres Vorschläge zur Weiterentwicklung unterbreiten.

Die Zuordnung eines Falls zu einer Leistungsgruppe ist, im Gegensatz zum aktuellen System in Nordrhein-Westfalen, eindeutig möglich. Dabei werden sogenannte ICD- und OPS-Codes verwendet, welche die Diagnosen sowie durchgeführten Operationen und Prozeduren kodieren. Sollte eine eindeutige Zuordnung der Leistung zu einer Gruppe nicht möglich sein, wird ein sogenannter Fachabteilungsschlüssel genutzt. Diese Zuteilung erfolgt bei zwei Dritteln aller Fälle.

Die Qualitätskriterien, die als Basis für die Zuordnungsentscheidung der Länder fungieren, werden in infrastrukturelle Mindestanforderungen sowie Auswahlkriterien eingeteilt und umfassen folgende Anforderungsbereiche (sämtliche Qualitätskriterien wurden durch das KHAG angepasst – aber nicht die grundsätzlichen Kategorien):

♦ *Erbringung verwandter Leistungsgruppen:* Um ein umfangreiches Leistungsportfolio sicherzustellen, dürfen einige Leistungsgruppen nur dann angeboten werden, wenn die Klinik bereits andere grundlegende Leistungsgruppen am eigenen Standort oder in Kooperation mit anderen Einrichtungen anbietet. Die Leistungsgruppen »Allgemeine Innere Medizin«, »Allgemeine Chirurgie« und »Intensivmedizin« sind bspw. Grundvoraussetzungen für viele weitere spezialisierte Leistungsgruppen. So setzt eine Interventionelle Kardiologie etwa das Vorhandensein einer Inneren Medizin mit entsprechender kardiologischer Struktur voraus. Damit wird gewährleistet, dass Kliniken eine vollständige Basisversorgung sicherstellen, bevor sie spezialisierte Leistungen anbieten (ausgenommen Fachkliniken).

♦ *Sachliche Ausstattung/Vorhaltung Geräte:* Eine weitere Voraussetzung ist eine für die entsprechende Leistungsgruppe angemessene medizinische Ausstattung. Die Kliniken müssen nachweisen, dass sie die notwendigen Geräte, wie beispielsweise Röntgenanlagen, Ultraschallgeräte und Beatmungsmaschinen, in ausreichender Zahl vorhalten. Für einige Geräte ist auch die gemeinsame Nutzung von mehreren Einrichtungen (in Kooperation) ausreichend. Dies kann vor allem für kleinere Kliniken von Bedeutung sein, um Kosten zu sparen und dennoch zur lückenlosen Versorgung beizutragen.

♦ *Personelle Ausstattung/Fachärztliche Vorgaben:* Um eine hohe Versorgungsqualität je Leistungsgruppe zu gewährleisten, werden Kliniken nur dann einer Leistungsgruppe zugewiesen, wenn sie über ausreichend qualifiziertes Personal verfügen. Konkret werden die fachlichen Qualifikationen sowie die Anzahl des Fachpersonals (Verfügbarkeit) geprüft.

60

* *Sonstige Struktur- und Prozesskriterien:* Zusätzlich zu den Mindest-anforderungen sind je Leistungsgruppe Auswahlkriterien festge-legt, die dann zum Tragen kommen, wenn zu viele Kliniken die Mindestvoraussetzungen für bestimmte Leistungsgruppen erfül-len (▸ Tab. 2.1). Anhand dieser Auswahlkriterien kann die Pla-nungsbehörde die entsprechende Klinik auswählen, der die Leis-tungsgruppe dann zugewiesen wird.

Neben einer angemessenen technischen und personellen Ausstat-tung wird die Qualität auch durch die Anzahl der durchgeführten Fälle bestimmt. Die Häufigkeit der Durchführung spezifischer Leis-tungen erhöht die Erfahrung des medizinischen Personals und damit die Qualität der erbrachten Leistungen. Deshalb schreibt der Ge-setzgeber vor, dass Kliniken neben der Einhaltung von Qualitäts-kriterien eine Mindestanzahl an Behandlungsfällen an einem Kli-nikstandort für einen bestimmten Bemessungszeitraum je Leistungsgruppe nachweisen müssen.

Die Erfüllung dieser Mindestvorhaltezahlen ist entscheidend da-für, ob eine Klinik den Zuschlag für eine Leistungsgruppe erhält und somit befugt ist, Leistungen in dieser Gruppe abzurechnen. Der Be-messungszeitraum bezieht sich dabei jeweils auf das vorangegan-gene Jahr für das nächste Kalenderjahr. Bei der Erstbeantragung für das Jahr 2028 sind also die Fallzahlen von 2026 relevant. Für die Auszahlung der Vorhaltevergütung spielt es hingegen keine Rolle, ob der Krankenhausstandort die zur Erfüllung der Mindestvorhal-tezahlen erforderlichen Fallzahlen im konkreten Kalenderjahr tat-sächlich erreicht (BMJV, c).

Tab. 2.1: Qualitätskriterien für die Leistungsgruppe Interventionelle Kardiologie (LG-Nr. 11) (ohne Anpassungen nach dem KHAG; Quelle: BMG, 2024b)

| | Anforderungsbereiche | | | | | |
| | Erbringung verwandter LG | | Sachliche Ausstattung | Personelle Ausstattung | | Sonstige Struktur- und Prozessvoraussetzungen |
	Standort	Kooperation		Qualifikation	Verfügbarkeit	
Mindestvoraussetzung	LG Allgemeine Innere Medizin LG Intensivmedizin, Qualitätsanforderung Komplex	LG Kardiale Devices Mindestens eine der folgenden LG: LG Herzchirurgie oder LG Herzchirurgie – Kinder und Jugendliche	Katheterlabor, Röntgen, CT jederzeit, 12-Kanal-EKG-Gerät, Echokardiographie, TEE	FA Innere Medizin und Kardiologie	Fünf FA, mindestens Rufbereitschaft: jederzeit	Erfüllung der in § 6 PpUGV festgelegten Pflegepersonaluntergrenzen
Auswahlkriterium	LG EPU/Ablation	LG Kardiale Devices Mindestens eine der folgenden LG: LG Bauchaortenaneurysma	Kardio-MRT			Erfüllung der Voraussetzungen gemäß § 28 Nummer 1 bis 6 oder Erfüllung der Voraussetzungen der erwei-

Tab. 2.1: Qualitätskriterien für die Leistungsgruppe Interventionelle Kardiologie (LG-Nr. 11) (ohne Anpassungen nach dem KHAG; Quelle: BMG, 2024b) – Fortsetzung

Anforderungsbereiche					
Erbringung verwandter LG		Sachliche Aus-stattung	Personelle Ausstattung		Sonstige Struktur- und Prozessvoraus-setzungen
Standort	Kooperation		Qualifikation	Verfügbarkeit	
oder LG Carotis operativ/interventionell oder LG Herzchirurgie – Kinder und Jugendliche					terten Notfall-versorgung gemäß den §§ 13 bis 17 Oder Erfüllung der Voraussetzungen der umfassenden Notfallversorgung gemäß den §§ 18 bis 22*

* Jeweils bezogen auf die Bekanntmachung eines Beschlusses des G-BA oder Regelungen zu einem gestuften System von Notfallstrukturen in Krankenhäusern gemäß § 136c Absatz 4 SGB V vom 19. April 2018 (BAnz At 18. 05.2018 B4) der durch Beschluss vom 20. November 2020 (BAnz AT 24.12.2020 B2) geändert wurde.

2.3.2 Vorhaltefinanzierung

 »Kurz & Knapp«

* Die Vorhaltefinanzierung ersetzt die bisherige leistungsbezo-gene Krankenhausfinanzierung teilweise durch Pauschalen für die Bereitstellung von Personal und technischer Ausstattung (60 % der Finanzierung über Vorhaltepauschale und Pflege-kostenanteil, 40 % weiterhin über das DRG-System abgedeckt).
* Dadurch sollen Fehlanreize vermieden werden, die zu unnöti-gen Fallzahlsteigerungen aus ökonomischen Gründen geführt haben.
* Ziel ist es, den ökonomischen Druck auf Krankenhäuser zu senken und eine flächendeckende Versorgung trotz Anreizen zur Leistungskonzentration, insbesondere in ländlichen Re-gionen, zu sichern.

Die Vorhaltefinanzierung ist das wesentliche Element der Kran-kenhausreform, welches der Ökonomisierung des Systems entge-genwirken soll. Sie beschreibt eine neue Art der Krankenhausfi-nanzierung. Künftig sollen Betriebskosten nicht mehr hauptsächlich auf Basis der Menge der erbrachten Leistungen refinanziert werden. Stattdessen sollen die Krankenhäuser einen festen Betrag für die Bereitstellung des für die jeweiligen Leistungen notwendigen Per-sonals und der Ausstattung erhalten. Dadurch sollen Fehlanreize vermieden werden, die in der Vergangenheit zu einer Steigerung der Fallzahlen aus ökonomischen und nicht medizinischen Gründen geführt haben. Zusätzlich soll die Vorhaltefinanzierung zur flä-chendeckenden Versorgung beitragen und den ökonomischen Druck für Krankenhäuser verringern, da die Finanzierung notwendiger technischer und personeller Ausstattung so unabhängig von der Fallzahl (teil-)finanziert ist. Dies kann besonders für kleinere Kran-kenhäuser in weniger besiedelten Regionen wichtig sein. Konkret sollen jedoch 40 % der Finanzierung weiterhin über das DRG-System

und die restlichen 60% über Vorhaltepauschale und Pflegekosten-
anteil erfolgen (▶ Abb. 2.5).

Die sogenannten »r-DRG« (residual DRG) setzen sich aus 40% der
bisherigen DRG-Vergütung und den herausgerechneten Sachkosten
zusammen. Diese können nur erzielt werden, wenn das Krankenhaus
die entsprechende Leistung tatsächlich erbringt. Von den restlichen
60% wird erneut der Pflegeanteil abgezogen – der verbleibende
Betrag bildet das sogenannte Vorhaltebudget.

Das Vorhaltebudget wird dem Krankenhaus pauschal zugewiesen,
sofern es einer Leistungsgruppe zugeordnet ist. Die Höhe richtet sich
dabei jedoch nicht allein nach dem einzelnen Krankenhaus, sondern
nach dem Landesbudget: Dieses orientiert sich daran, wie viele Be-
handlungsfälle einer Leistungsgruppe insgesamt im jeweiligen
Bundesland erbracht wurden. Daraus wird dann der Anteil für das
einzelne Krankenhaus abgeleitet.

Je nach Pflege- und Sachkostenintensität variiert der Anteil des
Vorhaltebudgets erheblich. Die Erlösanteile liegen hierbei zwischen
9% und 47%, im Durchschnitt bei lediglich 35%. Damit bleibt das
Vorhaltebudget deutlich unter den ursprünglich angekündigten
60% (Halbe, 2025).

Die Überprüfung der Qualitätskriterien wird vom Medizinischen
Dienst durchgeführt. Die Länder sind nach einer Verschiebung durch
das KHAG gesetzlich verpflichtet, die entsprechenden Prüfaufträge
bis spätestens Ende Dezember 2025 zu erteilen.

Die Zuweisung soll wie bisher spätestens bis zum 31. Dezember
2026 abgeschlossen werden. Lediglich der Zeitraum für Aufträge und
Prüfungen durch den Medizinischen Dienst wird verschoben und
soll nun vom 31. Dezember 2025 bis zum 31. Juli 2026 stattfinden.

Für die Jahre 2026 und 2027 gilt eine Übergangs- bzw. Konvergenzphase, in der die Vorhaltefinanzierung budgetneutral implementiert wird.

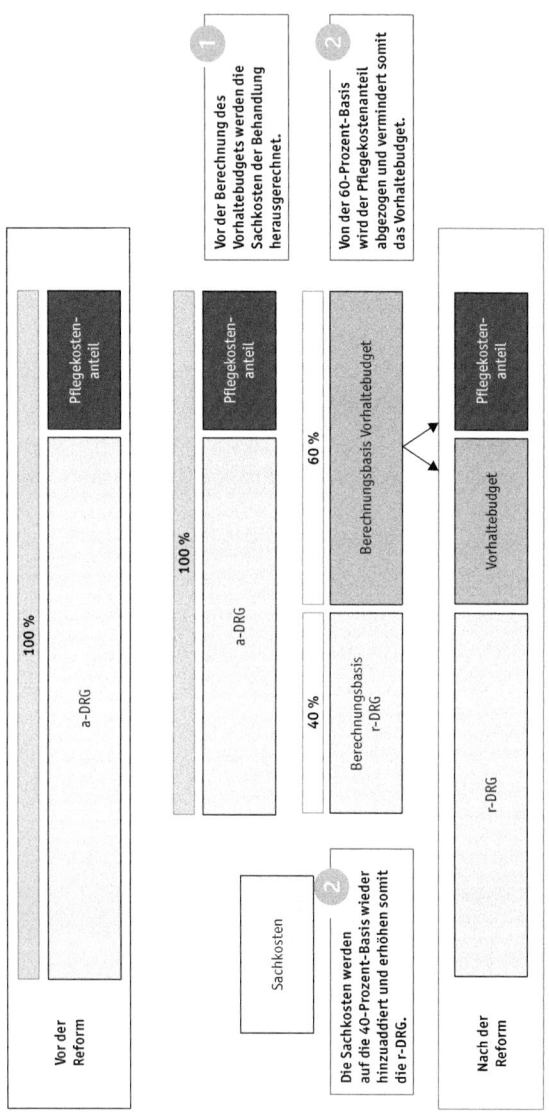

Abb. 2.5: Berechnung des Vorhaltebudgets (Quelle: in Anlehnung an Halbe, 2025)

2.3.3 Sektorenübergreifende Versorgungszentren (SÜV)

»Kurz & Knapp«

- SÜV verbinden ambulante und stationäre Versorgung und sollen eine wohnortnahe, patientenorientierte Grundversorgung sicherstellen.
- Sie sind vor allem für bevölkerungsschwache Regionen gedacht, um eine Überlastung der Krankenhäuser zu vermeiden und die Versorgung zu sichern.
- Das Leistungsspektrum umfasst unter anderem haus- und fachärztliche Versorgung, spezialisierte ambulante Versorgung, Gesundheitsuntersuchungen, Prävention, Leistungen anderer Gesundheitsberufe sowie Übergangs- und Kurzzeitpflege.

Die Einführung der Leistungsgruppen zielt insbesondere auf eine Spezialisierung und Konzentration der Krankenhäuser ab, um eine hohe Qualität der Leistungen zu gewährleisten. Doch die angestrebte Konzentration der Krankenhauslandschaft kann in Konkurrenz zum Ziel der flächendeckenden Versorgung über alle Regionen hinweg stehen. Aus diesem Grund sieht die Krankenhausreform die Einführung von SÜV vor. Diese neue Krankenhausform verbindet die ambulante und stationäre Versorgung miteinander und soll insbesondere eine wohnortnahe sowie patientenorientierte Grundversorgung anbieten und gleichzeitig eine Überlastung der Krankenhäuser verhindern. Dabei ist sie insbesondere für die Krankenhaus- und Versorgungsstrukturen in bevölkerungsschwachen Regionen von Bedeutung. Rechtlich ist diese neue Form im § 115 g des SGB V abgebildet. Landesbehörden können Krankenhäuser als SÜV nach § 6 SGB V bestimmen (BMJV b).

Das Leistungsspektrum eines SÜV umfasst dabei eine Kombination aus stationären und ambulanten, medizinisch-pflegerischen Leistungen. Die im SGB V spezifizierten erlaubten Leistungen umfassen ambulante Behandlungen, medizinische und pflegerische

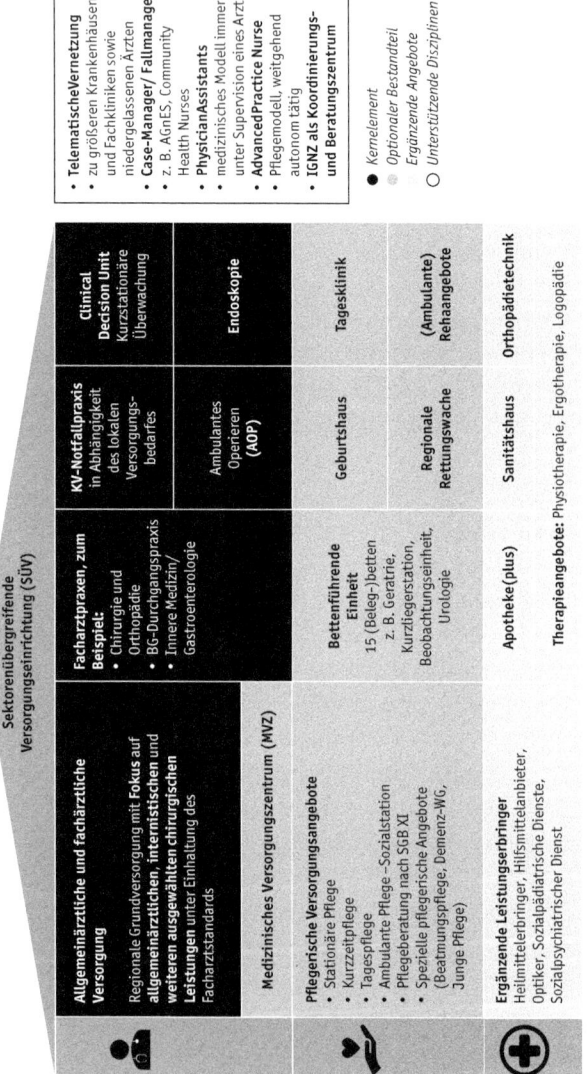

Abb. 2.6: Sektorenübergreifende Versorgungseinrichtung (SÜV) (Quelle: Borchers & Kollegen Managementberatung GmbH)

Versorgung, belegärztliche Leistungen, Übergangspflege und Kurz-zeitpflege (▶ Abb. 2.6).

Die SÜV sollen die ambulante Versorgung stärken. Im Rahmen der Flexibilisierung der Leistungserbringung sollen sie dazu beitragen, klassische Akutkrankenhäuser zu entlasten. Den SÜV steht die Möglichkeit von Kooperationen mit Vertragsärzten offen. Bei bestimmten Leistungen sind verpflichtend telemedizinische Kooperationen vorgesehen, die durch die Reform insgesamt gefördert werden.

Die Anforderungen an Qualität, Patientensicherheit und Dokumentation werden von DKG und GKV gemeinsam vereinbart (vgl. § 115 g Abs. 3 SGB V). Die SÜV unterstehen einer regelmäßigen Berichtspflicht an das BMG (vgl. § 115 g Abs. 4 SGB V).

Im Rahmen des gesamten Reformkonzepts können die SÜV als Ausgleich für die Leistungskonzentrationen angesehen werden, also als Gegenbewegung zur Sicherung des ländlichen Raums. Die SÜV ermöglichen dabei die Versorgungssicherung, ohne eine klassische Vollversorgung anzubieten. Bis zum 31. Dezember 2025 sollen die Selbstverwaltungspartner auf Bundesebene konkrete Details ausarbeiten.

2.3.4 Krankenhaustransformationsfonds

»Kurz & Knapp«

- Der Krankenhaustransformationsfonds unterstützt von 2026 bis 2035 mit bis zu 50 Milliarden Euro die strukturelle Umgestaltung und Modernisierung von Krankenhäusern, wobei die Länder verpflichtend kofinanzieren müssen.
- Förderfähig sind acht klar definierte Maßnahmenkategorien, darunter Konzentration stationärer Kapazitäten, Umstrukturierung zu SÜV, Ausbau telemedizinischer Netzwerke, Zentrenbildung, regionale Verbundbildung, integrierte Notfall-

versorgung, Schließungen und der Ausbau von Ausbildungskapazitäten.

• Nicht förderfähig sind laufende Betriebskosten, Kosten für
Gebäude nach Stilllegung (mit Ausnahme vertraglicher Ab-
wicklungskosten) und Doppelförderungen; bereits erhaltene
Mittel können zurückgefordert werden.

• Förderanträge müssen von den Bundesländern (ggf. mehrere
gemeinsam) bis spätestens 30. September des Vorjahres eingereicht werden, mit Nachreichfrist bis 31. Dezember bei
Vorankündigung; für jedes Vorhaben ist ein gesonderter Antrag mit detaillierten Angaben erforderlich.

• Für geförderte Projekte bestehen umfangreiche Berichtspflichten, u.a. jährliche Nachweise über Kofinanzierung und
Investition sowie ein Verwendungsnachweis nach Abschluss;
die Auszahlung der Fördermittel kann in Teilbeträgen erfolgen.

Das Ziel des Krankenhaustransformationsfonds[2] besteht darin, die
Umgestaltung der Krankenhausstrukturen in Übereinstimmung mit
den Anforderungen bzw. entlang den Zielen des Krankenhausver-
besserungsversorgungsgesetzes zu fördern. Die zugehörige Verordnung (KHTFV) trat am 18. April 2025 in Kraft.

Über den Krankenhaustransformationsfonds werden in den Jahren 2026 bis 2035 bis zu 50 Milliarden Euro ausgeschüttet. Die Antragstellung kann jährlich erfolgen. Die zur Verfügung gestellten
Mittel werden von den Ländern verpflichtend kofinanziert (mit
21 Mrd. € nach KHAG), wobei diese Anteile auch durch die Krankenhausträger selbst aufgebracht werden können.

Grundsätzlich ist die Förderung für alle zugelassenen Krankenhäuser vorgesehen, sofern sie nach dem Krankenhausfinanzierungsgesetz förderfähig sind.

---

2 Die Ausführungen innerhalb dieses Unterkapitels stützen sich inhaltlich auf
   BMG (2025c).

Im Folgenden werden die einzelnen Fördertatbestände des Krankenhaustransformationsfonds vorgestellt. Anschließend wird auf die Antragstellung sowie die Auszahlung, Verwendung und Rückforderung der Fördermittel eingegangen.

Der Transformationsfonds benennt acht Fördertatbestände, die sich relativ klar auf die genannten Ziele der Krankenhausreform abbilden lassen (▶ Tab. 2.2).

Tab. 2.2: Fördertatbestände des Transformationsfonds (Quelle: SGB V, Eigene Darstellung)

Fördertatbestand	Gewährleistung der Versorgungssicherheit	Sicherung und Steigerung der Behandlungsqualität	Effizienzsteigerung in der Krankenhausversorgung
1. Konzentration stationärer Kapazitäten			✓
2. Umstrukturierung zu einer sektorenübergreifenden Versorgungseinrichtung (SÜV)	✓		
3. Aufbau telemedizinischer Netzwerkstrukturen	✓	✓	✓
4. Zentrenbildung für seltene, komplexe oder schwerwiegende Erkrankungen			✓
5. Regionale Krankenhausverbünde zum Abbau von Doppelstrukturen			✓
6. Integrierte Notfallstrukturen	✓		✓
7. Dauerhafte Schließung von Krankenhäusern oder Krankenhausbereichen			

71

Tab. 2.2: Fördertatbestände des Transformationsfonds (Quelle: SGB V, Eigene
Darstellung) – Fortsetzung

Fördertatbestand	Gewährleistung der Versorgungssicherheit	Sicherung und Steigerung der Behandlungsqualität	Effizienzsteigerung in der Krankenhausversorgung
8. Schaffung zusätzlicher Ausbildungskapazitäten (insbesondere Pflege)		✓	

Der erste Fördertatbestand greift, wenn akutstationäre Versorgungskapazitäten konzentriert werden. Ziel ist es, den Zusammenschluss von Standorten zur Verbesserung der Qualität und Effizienz zu fördern. Konkret förderfähig sind hier Baukosten, Ausstattung, Qualifizierung und Digitalisierung, wobei letzteres beispielsweise zur Herstellung beziehungsweise Erhöhung der Interoperabilität (die Fähigkeit unterschiedlicher IT-Systeme und Softwareanwendungen, miteinander zu kommunizieren) oder der IT-Sicherheit dienen darf.

Der zweite Fördertatbestand zielt auf Umstrukturierungen zum sektorenübergreifenden Versorgungszentrum (SÜV) ab. Ziel ist hier der Umbau bestehender Standorte zu Einrichtungen, die sektorenübergreifend arbeiten, wie sie im Kern der Reform vorgesehen sind (▶ Kap. 2.2). Konkret förderfähig sind in diesem Fördertatbestand die Bau- und IT-Kosten zur Umstrukturierung.

Der dritte Fördertatbestand fokussiert die telemedizinische Netzwerkstruktur. Das Ziel ist der Aufbau von digitalen Netzwerken, wie etwa die Telechirurgie. Konkret förderfähig sind hier Informationstechnologie und Kommunikationstechnik, Baukosten sowie Personalmaßnahmen. Als Besonderheit lässt sich hier anmerken, dass Hochschulkliniken beteiligt sein können.

Der vierte Fördertatbestand zielt auf die Zentrenbildung ab. Hier sollen seltene, komplexe oder schwere Erkrankungen behandelt werden. Ziel dieses Fördertatbestands ist der Aufbau gemeinsamer Zentren mit Hochschulkliniken. Konkret förderfähig sind Schließungskosten, Baukosten sowie notwendige Zusatzmaßnahmen. Der fünfte Fördertatbestand konzentriert sich auf die Verbundbildung im regionalen Kontext. Ziel ist es, Doppelstrukturen abzubauen, zumindest im Rahmen bestimmter Leistungsgruppen. Förderfähig sind hier jegliche Bau- und Umsetzungsmaßnahmen. Der sechste Fördertatbestand bezieht sich auf die integrierte Notfallversorgung. Das Ziel ist der Aufbau von Notfallstrukturen. Konkret förderfähig sind hier Bau- und Umsetzungskosten.

Fördertatbestand sieben zielt auf die Schließung von Krankenhäusern oder Teilen davon ab. Diese Maßnahmen sind langfristig angelegt und dienen der strukturellen Bereinigung, insbesondere in überversorgten Regionen. Konkret förderfähig sind Abriss, Rückbau, Personalmaßnahmen sowie weitere notwendige Kosten bei Schließungen oder Teilschließungen von Krankenhäusern.

Der Fördertatbestand acht zielt auf die Schaffung zusätzlicher Ausbildungskapazitäten ab. Hier steht der Ausbau der Ausbildung in Pflege- und Assistenzberufen im Fokus. Grundlage für diese zusätzlichen Ausbildungskapazitäten sind verschiedene Voraussetzungen. Konkret förderfähig sind Bau, Erstausstattung, Schulungsmaterialien sowie Kosten, die zur Gewinnung von Auszubildenden verwendet werden.

Zwei Kostenkategorien des Betriebs sind nicht förderfähig und in der Verordnung explizit ausgeschlossen. Es handelt sich um pflegesatzfähige Betriebskosten sowie Betriebskosten für Gebäude und Anlagen nach Stilllegung der akutstationären Versorgungskapazitäten, es sei denn, es handelt sich um unvermeidbare Vertragsabwicklungskosten.

Darüber hinaus unterliegen bereits gewährte Investitionsfördermittel einer Rückforderung durch das Land. Eine Förderung aus anderen Quellen (Doppelförderung) sowie Ausbildungskosten im engeren Sinne, wie laufende Ausbildungskosten gemäß § 17 KHG oder nach dem Pflegeberufsgesetz, sind ebenfalls ausgeschlossen.

Unberührt davon bleiben Investitionen in Ausbildungsstätten nach Fördertatbestand acht.

Die hier finanzierten Maßnahmen zielen auf die unterschiedlichen, jedoch klar benannten Oberziele bzw. die detaillierteren Instrumentalziele der Krankenhausreform ab (▶ Kap. 2.1). Dies umfasst sowohl die strukturelle Veränderung hin zu mehr Konzentration und Telemedizin als auch die Bildung von Verbünden, die Förderung integrierter Notfallstrukturen sowie sektorenübergreifender Versorgungszentren. Auch die dauerhafte Schließung von Krankenhäusern ist explizit Teil des avisierten Wandels.

Abschließend sei darauf hingewiesen, dass förderfähige Maßnahmen nur solche sind, deren Umsetzung nicht vor dem 1. Juli 2025 begonnen wurde und die die oben genannten Fördertatbestände erfüllen. Zudem dürfen diese Maßnahmen keiner parallelen Förderung aus anderen Programmen unterliegen. Des Weiteren muss die Rechtskonformität mit Wettbewerbs- und Beihilferecht gewährleistet sein. In der Regel ist hierfür ein förmliches Vergabeverfahren bzw. eine Ausschreibung gemäß Vergaberecht erforderlich, um Förderfähigkeit sicherzustellen.

Der konkrete Förderantrag wird von den Bundesländern einzeln oder bei länderübergreifenden Vorhaben gemeinsam gestellt.

Pro Vorhaben, das ein Krankenhaus durchführen und fördern lassen möchte, ist ein gesonderter Antrag notwendig. Ein solcher Antrag muss verschiedene Inhalte zum Vorhaben darlegen und plausibilisieren bzw. nachweisen. Dabei sind zehn Punkte von wesentlicher Bedeutung:

1. Projektbeschreibung & Kostendarstellung
2. Angaben zu Trägern, Zeitrahmen, Investitionsvolumen
3. Förderfähige Kosten – Aufteilung der Finanzierung (Land / Krankenhausträger)
4. Jährliche Auszahlung von Fördermitteln (Teilbeiträge)
5. Nachweis über Landesanteil & Haushaltsermächtigung
6. Angaben zu Rückzahlungsverzichten (sofern relevant)
7. Barwertberechnung bei Darlehensfinanzierung

8. Einvernehmen mit Krankenkassen
9. Erklärungen bei länderübergreifenden Vorhaben (Kostenverteilung etc.)

Wird einem Antrag stattgegeben und werden die Fördermittel an das antragstellende Land ausgezahlt, enthalten die Auszahlungsbescheide in der Regel Auflagen. Insbesondere muss der Nachweis über die zweckentsprechende Verwendung sowie die Erfüllung der Kofinanzierungsverpflichtungen durch das Land erbracht werden. Es ist möglich, dass weitere Nebenbedingungen und Bestimmungen eingefordert werden, um eine ordnungsgemäße Mittelverwendung zu gewährleisten. Die Auszahlung der Fördersumme kann in Teilbeträgen zu jährlichen Raten erfolgen, wenn das Land dies im Antrag vorgesehen hat.

Den geförderten Maßnahmen werden Berichtspflichten auferlegt. So ist jährlich zum 1. April ein Nachweis über die Einhaltung von Kofinanzierung und Investitionskostenförderung abzugeben sowie ein Verwendungsnachweis innerhalb von 20 Monaten nach Projektabschluss. Dieser Nachweis ist dann dem Bundesamt und den weiteren Beteiligten zu übermitteln. Eine Verlängerung der Abgabefrist durch das Bundesamt ist möglich. Als Projektabschluss gilt bei Bauvorhaben die Fertigstellung, bei Umstrukturierungen der Abschluss der Maßnahme und bei Digitalisierungsvorhaben die Fertigstellung der digitalen Komponenten. Mit dem KHAG wurde die Möglichkeit eröffnet, auch Hochschulkliniken zu fördern. In diesen Fällen hat das jeweilige Land im gleichen Zuge nachzuweisen, dass die Mittel ausschließlich zur Finanzierung von Maßnahmen im Krankenhauskontext und nicht hochschulbezogen verwendet wurden.

Im Transformationsfonds sind auch die Rückforderungen detailliert geregelt (mit erhöhter Rückforderungsverantwortung des Bundes durch das KHAG). Dies betrifft zum einen die nicht verwendeten Mittel, die innerhalb von 12 Monaten zurückgezahlt werden müssen, aber insbesondere auch Fälle einer Insolvenz. Hier werden nur die nicht ausgezahlten Mittel zurückgefordert. Des

Weiteren kann es zur vollständigen oder teilweisen Rückforderung kommen, wenn beispielsweise die Voraussetzungen der Fördertatbestände nicht im vollen Umfang erfüllt wurden, der Förderzweck nicht erreicht wird, die Mittel zweckwidrig verwendet wurden, die Förderbescheide nicht fristgerecht übermittelt wurden, die erforderlichen Unterlagen unvollständig waren oder Verwendungsnachweise verspätet eingereicht werden. Projekte müssen zudem spätestens vor Ablauf von zwei Jahren begonnen werden, da sonst dieser Verzug ebenfalls einen Rückforderungsgrund darstellt und durch das Bundesamt für soziale Sicherung geltend gemacht wird.

2.4 Internationale Einordnung

 »Kurz & knapp«

* Internationale Vergleiche zeigen, dass viele Kernmechanismen der deutschen Krankenhausreform bereits in anderen Ländern etabliert sind.
* Zuschläge für ländliche und spezialisierte Krankenhäuser sowie Ausnahmen für kleine Häuser und intersektorale Versorgungszentren gibt es in Australien.
* Frankreich hat ein aktives Fallpauschalensystem mit Zuschlägen für spezielle Versorgungsbereiche und berücksichtigt Vorhaltekosten sowie nationale Ausgabenobergrenzen.
* England kombiniert Fallpauschalen (»Payment by Result«) mit Qualitätskriterien, wobei etwa die Hälfte der Vergütung auf diesen Pauschalen basiert und Qualitätsanreize eine zentrale Rolle spielen.
* Die USA setzen seit 1983 auf DRG-basierte Vergütung, berücksichtigen aber besonders regionale Besonderheiten und fördern sektorenübergreifende Versorgung sowie Qualitätsan-

reize durch Zuschläge, insbesondere für kleinere und regionale Krankenhäuser.

Im gesetzgeberischen Prozess zur Krankenhausreform wurde auf umfangreiche Auswirkungsanalysen verzichtet. Um die Auswirkungen der Reform besser abzuschätzen, lohnt sich ein Blick ins europäische und außereuropäische Ausland. Die einzelnen zentralen Elemente der Krankenhausreform sind in verschiedenen Ländern bereits etabliert, und zu vielen der prinzipiellen Mechanismen gibt es sowohl einen politischen als auch einen wissenschaftlichen Konsens. Die konkrete Ausgestaltung variiert jedoch sowohl im Diskurs als auch zwischen den Ländern erheblich. In diesem Unterkapitel werden wir vier ausgewählte Länder betrachten und einen Vergleich zu einzelnen Elementen der Reform vornehmen.

Ein zentraler Punkt der Reform ist laut Aussage des damaligen Gesundheitsministers Karl Lauterbach die Durchbrechung beziehungsweise Beendigung der Ökonomisierung der Medizin, welche auf die Einführung des DRG-Systems zurückzuführen ist. Es lohnt sich daher zunächst einen Blick auf Australien, dem Mutterland des DRG-Systems, zu werfen. Prinzipiell existiert dort immer noch ein DRG-System mit einem nationalen Fallpreis, jedoch gibt es in diesem großflächigen Land Zuschläge für ländliche Krankenhäuser und spezialisierte Leistungen. Zudem sind kleine Krankenhäuser von der DRG-Vergütung ausgenommen. Weiter besteht die Möglichkeit intersektoraler Versorgungszentren, die teilweise von der DRG-Vergütung ausgenommen sind. Hier zeigt sich eine Annäherung durch die deutschen Reformpläne hinsichtlich einer differenzierten Berücksichtigung von Krankenhäusern nach Größe, Region und Spezialisierung. Zudem gibt es in Australien bereits seit längerem eine Vergütung von Vorhaltekosten, die mit den avisierten Veränderungen in Deutschland vergleichbar ist.

Auch im direkten (kontinental-)europäischen Ausland lassen sich Systeme und Systemattribute finden, die als Inspiration für die aktuelle Reform gewertet werden können. Frankreich, unser direkter

Nachbar, hat eine sogenannte aktivitätsbezogene Vergütung. Ungefähr zeitgleich zu Deutschland wurde rund um das Jahr 2004 ein auf Fallpauschalen basiertes System eingeführt, das durch spezifische Zuschläge für ausgewählte Versorgungsbereiche ergänzt wird. Diese Zuschläge gelten beispielsweise für Notaufnahmen, die ländliche Versorgung und Spezialbereiche. Frankreich hat dabei schon frühzeitig über ergänzende Finanzierungsmechanismen die teilweise Vorhaltekosten berücksichtigt und nationale Ausgabenobergrenzen zur Kostendämpfung eingeführt. Die Anpassung der DRGs nach Krankenhaustypen, wie etwa öffentlich und privat, findet sich in der Krankenhausreform in Deutschland allerdings nicht wieder (Gesundheitswirtschaft, 2023).

Ein Blick ins nichtkontinentale europäische Ausland, insbesondere nach England, zeigt weitere Unterschiede in der Finanzierung des Gesundheitssystems. Dort sind Elemente des sogenannten »Payment by Results« (PbR) enthalten, ein System leistungsbezogener Fallpauschalen, das seit den 2000er-Jahren im National Health Service (NHS) eingesetzt wird. Allerdings macht dieses Vergütungsmodell heute nur noch einen Teil der Krankenhausfinanzierung aus, da zunehmend auch andere Instrumente wie pauschale Vereinbarungen oder qualitätsorientierte Vergütungselemente zur Anwendung kommen (Department of Health, 2012; NHS England, 2023).

England kann insofern als Vorbild dienen, da Qualitätskriterien dort eine wichtige Rolle spielen. Im Gegensatz zur Reform in Deutschland liegt der Fokus dabei weniger auf dem Aufbau notwendiger Strukturen als vielmehr auf der direkten Verknüpfung von Qualität und Vergütung. So ist im Rahmen der NHS-Reform 2025 geplant, bis zu 10 % der Krankenhausmittel an die Patientenzufriedenheit zu koppeln. Diese wird unter anderem über digitale Feedbacksysteme wie die NHS-App erhoben (The Guardian, 2025).

Eine weitere Gemeinsamkeit mit der deutschen Reform besteht darin, dass auch in England eine hochwertige, patientenzentrierte Versorgung gezielt gefördert werden soll. So soll die 2025 vorgestellte Reform finanzielle Fehlanreize durch Mengenorientierung verringern und eine stärkere Ergebnisorientierung in der Vergütung verankern – ein Ansatz, der sich mit den Reformzielen in Deutschland deckt (HM Government, 2025).

Ein Blick über den Atlantik in die Vereinigten Staaten zeigt, dass auch das seit 1983 existierende Krankenversicherungssystem »Medicare« auf DRGs basiert. Auch in den USA werden seit Jahren Vorhaltekosten durch diverse Zuschläge berücksichtigt, beispielsweise für sogenannte Low Volume Hospitals oder Community Hospitals. Insgesamt ist der amerikanische Ansatz stärker auf regionale Besonderheiten fokussiert und zeichnet sich durch die Etablierung von Qualitätsanreizen sowie Flexibilität für die sektorenübergreifende Versorgung aus.

3 Auswirkungen der Krankenhausreform

Nach der Darstellung der internationalen Modelle und der vergleichenden Einordnung der deutschen Krankenhausreform richtet sich der Blick nun auf die konkreten Auswirkungen dieser Reform auf das Gesundheitssystem. Im Folgenden werden die Auswirkungen auf die stationären, medizinischen Versorgungsstrukturen, die finanziellen Rahmenbedingungen sowie die rechtlichen und strategischen Herausforderungen ausführlich beleuchtet.

3.1 Auswirkungen auf die stationären, medizinischen Versorgungsstrukturen

 »Kurz & Knapp«

♦ Es wird eine Konsolidierung der Krankenhausstandorte erwartet, insbesondere durch Schließungen kleinerer Häuser und Konzentration spezieller Leistungen in Zentren und größeren Krankenhäusern.

♦ Hochspezialisierte Zentren und Maximalversorger sollen gestärkt werden und gleichzeitig integrierte Notfallzentren und regionale Kooperationen ausgebaut werden.

♦ Die Reform fördert die Bildung von regionalen Verbünden und Kooperationen, um Effizienz und Qualität zu steigern.

♦ Bedenken bestehen, dass die Strukturanpassungen nicht zwangsläufig zu den effizientesten Lösungen führen, sondern oft von individuellen Trägerinteressen geprägt sind.

- Es besteht das Risiko regionaler Versorgungslücken, insbesondere in ländlichen Gebieten, sowie rechtlicher und finanzieller Unsicherheiten im Zuge der Reform.

Die angestrebten Auswirkungen der Krankenhausreform auf die medizinische Versorgung sind klar: Die Qualität der Versorgung soll gesteigert, die Transparenz im System erhöht und die Strukturen effizient gestaltet werden. Insbesondere soll durch die Priorisierung von digitaler (telemedizinischer) Versorgung vor ambulanter und ambulanter Versorgung vor stationärer sowie der Leistungskonzentration Effizienz erreicht werden.

Ob diese Ziele durch die Krankenhausreform tatsächlich erreicht werden, ist zum Zeitpunkt des Schreibens dieses Buches noch unklar, da im politischen Prozess auf eine fundierte Auswirkungsanalyse verzichtet wurde. Die tatsächlichen Auswirkungen hängen von zahlreichen Faktoren und Entscheidungen der nahen Zukunft (bspw. noch offene Rechtsverordnungen, Entscheidungen der Selbstverwaltung, Anpassungen durch die neue Bundesregierung, Ausgestaltung der Landesregierungen) ab. Auch der Kabinettsbeschluss zum KHAG im Oktober 2025 hat an dieser Bewertung nichts grundsätzliches verändert. Es sollen im Folgenden dennoch, sowohl die wahrscheinlichen Entwicklungen innerhalb der Krankenhäuser als auch die Struktur des Krankenhauswesens insgesamt auf Landes- und Bundesebene analysiert werden.

Die Auswirkungen auf die bundeslandspezifische und nationale Krankenhausstruktur lassen sich auf »hoher Flughöhe« vorhersagen. Zum einen sind diese Entwicklungen seit vielen Jahren politisch gewollt und Konsens, zum anderen macht der Finanzierungsrahmen diese Entwicklung vielerorts unumgänglich.

Die vier mutmaßlich wesentlichen Veränderungen der medizinischen, stationären Versorgung in den nächsten Jahren sind:

- *Konsolidierung der Krankenhausstandorte*
  Förderung von Schließungen und Bettenabbau durch den Transformationsfonds
- *Stärkung spezialisierter Zentren*
  Fokus auf Maximalversorger und spezialisierte Einrichtungen
- *Ausbau integrierter Notfallzentren und SÜV*
- *Förderung regionaler Kooperationen und Verbundbildungen*

Es bleibt offen, inwieweit diese Veränderungen die Ziele der Reform vollständig erfüllen und ob die Strukturveränderungen tatsächlich zu einer effizienten Krankenhauslandschaft beitragen.

Verschiedene Akteure kritisieren, dass diese jedoch nicht zu effizienten Strukturen und optimalen Standorten, sondern eher zu an den individuellen Gegebenheiten der Träger orientierten, suboptimalen Strukturen führen (DKI, 2024a; 2024b).

Wie Veränderungen in einem einzelnen Krankenhaus wahrgenommen werden, lässt sich pauschal nur schwer sagen. Je nach Krankenhaus und dessen Umfeld und Zuordnung innerhalb der Leistungsgruppen, können die Auswirkungen unterschiedlich ausfallen. Es ist anzunehmen, dass durch den Wegfall bestimmter Leistungsgruppen und die Transformation, beispielsweise in ein intersektorales Versorgungszentrum, auch die Qualität der medizinischen Versorgung beeinflusst wird. Dort, wo zur Erlangung bestimmter Leistungsgruppen Qualitätskriterien nachgewiesen oder auf deren Grundlage aufgebaut wird sowie Mengengerüste erhöht werden, kann von einer Qualitätssteigerung bzw. einer nicht verschlechterten Versorgungsqualität innerhalb des jeweiligen Hauses ausgegangen werden. Ein darüber hinaus gemessener Gesamteffekt lässt sich vorab nicht abschätzen und ist Teil der aktuellen Fachdiskussion (IQWiG, 2024).

Abgesehen von den skizzierten Auswirkungen sollte noch erwähnt werden, dass rechtliche Unklarheiten und mögliche Widerstände Teil der Auswirkungen der Reform sein könnten. In Nordrhein-Westfalen lag die Klagequote bei ca. 1,5 % der finalen

Bescheide. Es ist unklar, ob sich dies auf die anderen Bundesländer übertragen lässt.

Insgesamt stärkt das KHVVG die Konzentration der Leistungserbringung, insbesondere bei spezialisierten Leistungen. Dies birgt jedoch ein gewisses Risiko für regionale Versorgungslücken, insbesondere in ländlichen Gebieten. Ungewiss sind die Auswirkungen auf die Bürokratie sowie der konkrete rechtliche Verlauf in Zukunft.

3.2 Auswirkungen auf die Patienten

»Kurz & Knapp«

- Zentralisierung spezialisierter Leistungen kann die Behandlungsqualität bei komplexen Eingriffen steigern, insbesondere durch bessere Ausstattung und Konzentration von Know-how.
- Der Ausbau digitaler Lösungen und der Telemedizin ermöglicht wohnortnahe Versorgung und kann unnötige Krankenhausaufenthalte reduzieren.
- Die Stärkung ambulanter Leistungen führt dazu, dass Patienten häufiger wohnortnah operiert werden können.
- Längere Fahrtzeiten zu spezialisierten Kliniken und der Wegfall wohnortnaher Abteilungen sind insbesondere für vulnerable Gruppen (Ältere, chronisch Kranke, Pflegebedürftige, Schwangere) eine Belastung.
- Konsolidierungen und Schließungen kleinerer Krankenhäuser werden zu einer neuen Realität, wodurch regionale und kommunale Wünsche nach wohnortnahen Angeboten oft nicht erfüllt werden.
- In der Übergangsphase ist mit erhöhten Wartezeiten, Versorgungslücken und Unsicherheiten durch bürokratische und organisatorische Herausforderungen zu rechnen.

♦ Langfristig kann die Reform die Behandlungsqualität insbesondere bei schweren Erkrankungen erhöhen, doch die tatsächliche Umsetzung und Zielerreichung hängen stark von den regionalen Akteuren und der Finanzierung ab.

Auch bei der Analyse der Auswirkungen auf die Patienten ist auf die komplexe Wirkweise der Reform und insbesondere auf die Einzelentscheidungen in den Regionen hinzuweisen. Werden die in ► Kap. 3.1 dargestellten Auswirkungen als gegeben angenommen, lassen sich im Wesentlichen vier positiv und vier negativ wahrgenommene Folgen für die Patienten ableiten.

Tab. 3.1: Mögliche positive sowie negative Veränderungen aus Sicht der Patienten

Positive Veränderungen	Negative Veränderungen
Erhöhung der Versorgungsqualität, insbesondere bei komplexen medizinischen Leistungen.	*Längere Fahrtzeiten* durch Schließungen von Fachabteilungen oder Krankenhausstandorten.
Wohnortnahe Versorgung durch den Ausbau der Ambulantisierung und Digitalisierung (z. B. Telemedizin).	*Behandlungen nicht mehr lokal verfügbar*, z. B. Geburten, was für die Region und die Familien auch aus emotionalen Gründen nachteilig sein kann.
Schnellere Notfallbehandlungen durch eine effizientere Strukturierung und Standardisierung der zentralen Notfallversorgung.	*Erhöhte Wartezeiten, Versorgungslücken und Unsicherheiten* durch Bürokratie und organisatorische Herausforderungen während der Übergangszeit.
Förderung der Patientenpartizipation z. B. bei der Klinikauswahl durch erhöhte Transparenz	*Mögliche Überbelastung der neugebildeten Schwerpunktkliniken* in der Transformationsphase, was zu längeren Wartezeiten bei planbaren Eingriffen, z. B. in der Orthopädie, führen könnte

Sollte das Zentralisierungsbestreben insbesondere bei spezialisierten Leistungen zu der gewünschten Leistungskonzentration führen, ist davon auszugehen, dass die Behandlungsqualität bei komplexen Eingriffen zukünftig steigen wird. Dies erscheint auch deshalb plausibel, da die Fachausstattung dieser nochmals gestärkten Zentren sich deutlich verbessern dürfte. Zudem gibt es bereits Hinweise darauf, dass die Behandlungsqualität mit der Einhaltung bestimmte Mindestmengen steigt, die jetzt über die Leistungsgruppen als Qualitätskriterien weiter geschärft wurden (IQWiG, 2024). Insbesondere im Bereich von Schmerzen, Herzinfarkten, Schlaganfällen, Krebsoperationen und Frühgeburten lässt sich so auf eine bessere Behandlungsqualität hoffen.

Selbst in ländlichen Regionen kann sich die Versorgungsqualität trotz Standortabbau verbessern, wenn etwa mehrere Grundversorger durch ein größeres Krankenhaus mit Notfallstufe 2 ersetzt würden und so mehr Disziplinen, Spezialisierungen und Experten in der Region angesiedelt werden können.

Das Ziel der digitalen Transformation des Gesundheitswesens umfasst die Vermeidung unnötiger Krankenhausaufenthalte. In den vergangenen Jahren wurden bereits einige Behandlungen und Sprechstunden durch digitale Lösungen ersetzt, was von Behandlern und Patienten als sinnvoll erachtet wurde. Durch die Ausweitung ambulanter Leistungen könnten Patienten häufiger wohnortnah operiert werden. Auch die Stärkung der Telemedizin ermöglicht eine wohnortnahe Behandlung trotz zunehmender Zentralisierung. Eine stärkere Strukturierung und Standardisierung der zentralen Notfallversorgung könnte darüber hinaus zu einer schnelleren und besseren Behandlung in Notfällen beitragen.

Sollten keine weiteren Änderungen durch die Politik an der aktuellen Reform und den beschlossenen Plänen vorgenommen werden, führt der langfristige Umsetzungsplan zu einer besseren Planbarkeit und erhöhten Transparenz. Insbesondere das Gesetz zur Förderung der Qualität der stationären Versorgung durch Transparenz (kurz: Krankenhaustransparenzgesetz) kann den Patienten helfen, sich entlang der Leistungsgruppen besser zu orientieren, welche Klinik für welche Behandlung zuständig und spezialisiert ist.

Erste Anpassungen wurden hier durch das KHAG vorgenommen
(▶ Kap. 5).

Durch die Reform und die wirtschaftliche Gesamtsituation sowie
die Unterfinanzierung der aktuellen Strukturen und Anreize zur
Konsolidierung durch den Transformationsfonds ist eine Konsolidierung und das Schließen vieler Krankenhausstandorte in
Deutschland wahrscheinlich. Viele kleinere Krankenhäuser werden
möglicherweise Fachabteilungen verlieren, ganz geschlossen werden oder sich in intersektorale Versorgungszentren verwandeln. Für
spezielle Leistungen wie Notaufnahmen oder Geburtshilfe erscheinen längere Fahrtzeiten in der Zukunft plausibel. Dies kann zu einer
zusätzlichen Belastung für vulnerable Gruppen wie ältere Menschen,
chronisch Kranke oder Pflegebedürftige sowie werdende Mütter
führen.

Als besonders problematisch kann auch die Schließung wohnortnaher Standorte und Fachabteilungen wahrgenommen werden.
Regional, kommunal und regionalpolitisch wünscht sich die Bevölkerung häufig das sogenannte »Haus um die Ecke« oder die Geburt
des Kindes in der eigenen Stadt bzw. Region. Hier ist damit zu
rechnen, dass längere Fahrtzeiten und die Behandlung in einer anderen Stadt in vielen Regionen zur neuen Realität der Reform gehören.

Durch Unklarheiten, erhöhte Bürokratie und organisatorische
Herausforderungen während der Übergangszeit kann es zu erhöhten
Wartezeiten, Versorgungslücken und Unsicherheiten bei den Leis-
tungserbringern sowie bei den Patienten kommen.

Unklar ist auch, ob die Zentrenbildung zu einer verbesserten
Abarbeitung der angefragten Leistungen führt. Es erscheint durch-
aus plausibel, dass die neugebildeten Schwerpunktkliniken mit den
Patientenströmen überlastet sind und es in der Transformationsphase zu erhöhten Wartezeiten bei planbaren Eingriffen, zum Beispiel im orthopädischen Bereich, kommt. Dies hängt grundlegend
von der Gestaltung der Transformationsphase und insbesondere der
Leistungsgruppenzuordnung der Länder und der Ausgestaltung der
Krankenhauspläne ab.

Langfristig kann die Krankenhausreform jedoch insgesamt zu einer Erhöhung der Behandlungsqualität, insbesondere bei schweren Erkrankungen, führen. Gleichzeitig könnte sie die Versorgungsqualität, oder die Versorgung an sich, in ländlichen Regionen und bei Notfällen sichern. Ob diese Ziele der Reform realisiert werden, hängt sowohl von den handelnden Akteuren auf Trägerseite als auch von den planenden Akteuren der Länder und den Kostenträgern sowie der Auskömmlichkeit der Finanzierung ab.

3.3 Auswirkungen auf die Strategieentwicklung für Krankenhäuser

»Kurz & Knapp«

* Die Krankenhausreform ist eine der größten strategischen Herausforderungen für deutsche Krankenhäuser in den letzten Jahrzehnten und erfordert eine strategische Analyse und Bewertung sowie eine vorausschauende Planung.
* Strategische Berücksichtigung des Reformprozesses ist unverzichtbar – insbesondere vor dem Hintergrund der aktuellen wirtschaftlichen Schwierigkeiten und Unterfinanzierung.
* Die Auswirkungen der Leistungsgruppenzuteilung müssen detailliert analysiert werden, inklusive Status quo und zukünftiger Entwicklung (z.B. Demografie, Ambulantisierung).
* Strategische Leitfragen zu jeder Leistungsgruppe: medizinische Zuordnung, langfristige Qualität, erforderlicher Personalaufbau, Tauschmöglichkeiten, Leistungscluster, Relevanz für Integriertes Notfallzentrum (INZ).
* Kaufmännische Betrachtung jeder Leistungseinheit ist wichtig: Ausweitungspotenzial, Personalbesetzung, Verhältnis Perso-

nalaufwand/Erlöse, Synergien, Wirtschaftlichkeit von Standortverlagerungen.
* Leistungsgruppen müssen hinsichtlich ihrer Interdependenzen betrachtet werden, da sie sich wechselseitig beeinflussen (z.B. Intensivmedizin als Basis für andere Gruppen).
* Eine strategische Kategorisierung der Leistungsgruppen erleichtert die Planung und Kommunikation mit den Behörden.
* Das Ergebnis der strategischen Analysen ist ein fachlich fundiertes, kohärentes Leistungsgruppenkonzept, das eine gute Grundlage für die Durchsetzung gegenüber den Planungsbehörden bildet.

Die Krankenhausreform stellt zweifellos eine der größten strategischen Herausforderungen für deutsche Krankenhäuser der letzten Jahrzehnte dar. Insbesondere in Kombination mit der wirtschaftlich schwierigen Lage beziehungsweise Unterfinanzierung der Krankenhäuser ist eine strategische Planung der zukünftigen Entwicklungen durch das Management der Krankenhäuser notwendig.[3]

Es gibt verschiedene Ansätze, wie der Reformprozess strategisch berücksichtigt werden kann. Allerdings gibt es einige wesentliche Elemente, die aus einer strategischen Perspektive unumgänglich sind.

In einem ersten Schritt müssen die Auswirkungen der Leistungsgruppenzuteilung eingehend analysiert werden. Hierbei empfiehlt es sich, zunächst den Status quo bezüglich potenzieller Leistungsgruppen festzustellen. Dies erfordert eine Erhebung der aktuellen Fallzahlen pro Leistungsgruppe je Standort. Dabei sollte jedoch auch ein Blick in die Zukunft geworfen werden, wobei spezifische regionale demografische sowie Ambulantisierungseffekte für zukünftige Leistungsgruppen berücksichtigt werden müssen.

---

3 Die folgenden Ausführungen dieses Unterkapitels wurden in Anlehnung an Roeder und Fior (2025) erstellt.

Neben den reinen Fallzahlen ist eine Überprüfung der zugehörigen Kapazitäten erforderlich. Neben dieser quantitativen Analyse, die als notwendige Bedingung für die strategische Auswahl von avisierten Leistungsgruppen gesehen werden kann, sollten die identifizierten Leistungsgruppen weitergehend anhand strategischer Leitfragen untersucht werden.

Mögliche strategische Fragen können sein:

1. Welchen medizinischen Kollektiven wird die Leistungsgruppe zugeordnet?
2. Ist eine langfristige Erfüllung der Qualitätsvoraussetzungen möglich?
3. Ist hierfür ein Personalaufbau erforderlich? Falls ja, ist diese Maßnahme refinanzierbar?
4. Gibt es strategische Tauschmöglichkeiten mit anderen Krankenhäusern?
5. Führt die Konzentration zu einem sinnvollen Leistungscluster?
6. Hat die untersuchte Leistungsgruppe Relevanz für die zukünftige Bildung eines Integrierten Notfallzentrums (INZ)?

Exkurs: Integriertes Notfallzentrum (INZ)

Die deutschen Notaufnahmen sind vielerorts chronisch überlastet, da zahlreiche ambulante Notfälle unnötig in den Krankenhäusern behandelt werden. Ziel der aktuellen Reform ist es, Patienten zügig, zielgerichtet und sektorenübergreifend medizinisch sinnvoll zu versorgen.

Integrierte Notfallzentren (INZ) sind so aufgebaut, dass sie verschiedene Versorgungsstrukturen unter einem Dach bündeln: Die klassische Notaufnahme übernimmt die stationäre Versorgung schwerer Notfälle im Krankenhaus, während die Notdienstpraxis der Kassenärztlichen Vereinigung (KV) für ambulante Behandlungen außerhalb der regulären Öffnungszeiten zuständig ist. Eine zentrale Ersteinschätzung mittels standardisierter Triage sorgt dafür, dass Patienten direkt zum passenden Versorgungsbereich geleitet werden. Darüber hinaus ergänzen telemedizinische Angebote und mobile Dienste das Versorgungsspektrum, sodass auch Video- oder Telefonbehandlungen und bei Bedarf sogar mobile Hausbesuche möglich sind.

Seit Oktober 2023 arbeitet bspw. das Universitätsklinikum Freiburg mit einem vollintegrierten Notfallzentrum, in dem Notaufnahme und Notdienstpraxis räumlich vereint sind. Die strukturierte Triage dauert durchschnittlich nur fünf Minuten (G-BA-Vorgabe: zehn Minuten). 37 % der Patienten werden in die Notdienstpraxis geleitet, weniger als 9 % davon müssen weiter in die Notaufnahme, was die Effizienz dieses Systems belegt. Jährlich werden dort rund 50.000 Patienten versorgt.

Die Einführung Integrierter Notfallzentren bringt zahlreiche Vorteile mit sich: Sie entlasten die Notaufnahmen, reduzieren Fehlversorgungen und ermöglichen durch eine schnelle Ersteinschätzung eine gezielte Behandlung – bei Bedarf auch telemedizinisch und direkt zu Hause. Gleichzeitig entstehen jedoch Herausforderungen wie ein erhöhter Bedarf an Personal und IT-Strukturen sowie ein hoher Integrationsaufwand. Zudem können anfangs Mehrkosten entstehen, bevor sich mögliche Einsparungen realisieren lassen.

Integrierte Notfallzentren sind das Herzstück der bevorstehenden Notfallreform – sie ermöglichen eine strukturierte Ersteinschätzung, bündeln ambulante und stationäre Versorgung und entlasten die klassische Notaufnahme. Damit markieren sie einen zukunftsweisenden Paradigmenwechsel in der deutschen Akutmedizin.

Neben diesen strategischen Fragestellungen und den »rechnerischen Leistungsgruppenzuordnungspotenzialen«, lohnt sich in der gegebenen Refinanzierungssituation auch ein kaufmännischer Blick auf jede Leistungseinheit. Mögliche Kontrollfragen und Leitfragen können hierbei sein:

1. Ist eine Ausweitung des Leistungsbereichs möglich?
2. Ist eine langfristige Personalbesetzung realistisch?
3. Ist das Verhältnis von Personalaufwand zu Erlösen angemessen?
4. Sind Synergieeffekte mit anderen Bereichen erreichbar?
5. Falls eine Standortverlagerung notwendig ist, ist diese wirtschaftlich sinnvoll?

Aus diesen Betrachtungen ergibt sich eine Reihe von potenziell strategisch sinnvollen und wirtschaftlich attraktiven Leistungsgruppen. Wenn nicht bereits durch diese Analysen geschehen, ist eine Überprüfung der Interdependenzen der Leistungsgruppen notwendig.

Für die strategische Bewertung können die einzelnen Leistungsgruppen nicht isoliert betrachtet und bewertet werden. Vielmehr greifen sie ineinander. So ist beispielsweise die Leistungsgruppe Intensivmedizin eine Grundvoraussetzung für viele andere Leistungsgruppen. Es gibt auch einige Leistungsgruppen, bei denen eine Kombination mit anderen erforderlich ist oder Synergien im Vorhalteaufwand genutzt werden können. Das bedeutet, dass durch die ersten Schritte ein sinnvolles Portfolio und eine Vorbewertung durchgeführt werden können. Eine Gesamtbewertung muss jedoch unter Berücksichtigung dieser Interdependenzen erfolgen. Besonders sinnvoll erscheinen in diesem Zusammenhang »Leistungscluster«, etwa LG »Allgemeine Chirurgie«, LG »Wirbelsäulenchirurgie«, LG »Endoprothetik Knie«, LG »Revision Knie«, LG »Endoprothetik Hüfte« und LG »Revision Hüfte«. Solche Cluster spiegeln die politisch gewünschte Spezialisierung und Zentralisierung wider und ermöglichen dem Krankenhaus wirtschaftliche wie medizinische und organisatorische Synergieeffekte. Kann ein solches Cluster nach der Leistungsgruppenbewertung nur teilweise als realistisch (in der Zuweisung) angesehen werden, ist eine strategische Gesamtbewertung des Clusters notwendig.

Am Ende einer solchen Untersuchung steht ein fachlich fundiertes und kohärentes medizinstrategisches Leistungsgruppenkonzept, das auch gegenüber den Planungsbehörden effektiv kommuniziert werden kann und eine hohe Wahrscheinlichkeit der Durchsetzung aufweist. Um die Planung und Abbildung der Interdependenzen praktisch handhabbar zu gestalten, ist es sinnvoll, die Leistungsgruppen strategisch zu kategorisieren. Roeder und Fior (2025) schlagen vor, die Leistungsgruppen in die Kategorien A bis D einzuteilen:

A) unbedingt zu erhaltende Leistungsgruppe
B) möglichst zu erhaltende Leistungsgruppe (Tauschoptionen bedenken)
C) taktisch eingebrachte Leistungsgruppe (Verhandlungsmasse)
D) neue strategisch sinnvolle Leistungsgruppe

Sollten sich diese Analysen zunächst auf einen Standort oder eine Tochtergesellschaft beschränkt haben, ist es für Träger mit mehreren Standorten sinnvoll beziehungsweise strategisch notwendig, standortübergreifende Kombinationen von Leistungsgruppen zu analysieren. Hierbei ist eine Bündelung gleicher Anforderungen als Standortstrategie höchstwahrscheinlich sinnvoll.

Ziel sollte die optimale Auslastung der Ressourcen und die Reduktion redundanter Strukturen sein. Verfügt der Träger nur über wenige oder einen einzelnen Standort in der Region, sollten Kooperationen oder Verbundbildungen sowie Kauf oder Verkauf als strategische Optionen im Kontext der Leistungsgruppenanalyse berücksichtigt werden.

Unabhängig von den Leistungsgruppen sollte eine kritische Prüfung von Mindestmengen stattfinden. Dabei muss die Veränderung der Region und der Patientenströme aufgrund von Leistungsgruppenzuordnungen betrachtet werden. Es ist zu beachten, dass bestimmte Eingriffe trotz Leistungsgruppenzuordnung aufgrund von nichterfüllten Mindestmengen ausgeschlossen werden können, was zu wirtschaftlichen Verlusten führen kann.

Selbst wenn ein Träger mehrere oder viele Standorte in einer Region hat, sollte die regionale Versorgungsabdeckung und Wettbewerbsabstimmung Teil der Strategie sein. Eine Bestandsaufnahme des Leistungsangebots in der Region ist in jedem Fall sinnvoll. Im Rahmen eines Abgleichs mit Versorgungsbedarf und Fahrzeiten muss sichergestellt werden, dass eine Überversorgung vermieden wird. Hier sollte zumindest eine informelle Abstimmung mit anderen Trägern der Region stattfinden. Kooperationen zur Patientensteuerung können sinnvoll sein. Gegebenenfalls enge Kooperationen im Umfeld oder sogar Verbundbildungen sollten erwogen werden. Ausschlaggebende Kriterien können auch gesetzliche Vorgaben zur Systemrelevanz sein. Im ländlichen Raum ist vor allem die Fahrzeit als relevantes Kriterium zu betrachten, während im städtischen Bereich die fachliche Tiefe an Bedeutung gewinnt. Prinzipiell zeichnet sich die Systemrelevanz entlang der Kriterien Notfallversorgung, Fahrzeit und Leistungsbereitschaft ab.

Kooperative Strukturen oder Verbundbildungen können regionale Versorgungseinheiten mit komplementären Leistungen schaffen. Dies kann zu Synergieeffekten in Verwaltung, Einkauf, Ausbildung und ähnlichen Bereichen führen. Zudem bietet sich die Möglichkeit zur Durchführung vollständiger Weiterbildung durch etablierte Prozesse. Dies kann ein überzeugendes Kriterium für die Verbundbildung sein.

Abschließend sollten noch zwei strategische Aspekte berücksichtigt werden. Zum einen ist die Reform des Rettungswesens und der Notfallversorgung eine sehr wahrscheinliche Entwicklung im Rahmen der aktuellen politischen Gesetzgebung. Es sollte geprüft werden, inwieweit die gewählte Strategie mit einer Konzentration relevanter Fachabteilungen an einem für ein Integriertes Notfallzentrum (INZ) geeigneten Standort vereinbar ist. Eine Differenzierung zwischen INZ- und Nicht-INZ-Standorten erscheint zumindest tendenziell als strategisch sinnvolles Analysewerkzeug.

Darüber hinaus ist insbesondere bei kleineren Standorten eine gewissenhafte Prüfung der Möglichkeit der Umwandlung in eine SÜV angemessen. Dies gilt vor allem für Standorte ohne Systemrelevanz oder mit einem defizitären Leistungsgruppenportfolio. Eine Umsetzung erscheint aus heutiger Sicht insbesondere im ländlichen

Raum realistisch. Es ist zu beachten, dass in diesem Fall die Zustimmung der Planungsbehörden sowie eine klare Definition von Leistungsdefiziten erforderlich ist.

4 Umsetzung in den Bundesländern

Zum Zeitpunkt der Entstehung dieses Buches kann in den meisten Bundesländern von einer Umsetzung der Krankenhausreform noch kaum gesprochen werden. Mit dem Inkrafttreten des KHVVG am 1. Januar 2025 sowie der finalen Ausgestaltung beziehungsweise dem Inkrafttreten des Krankenhaustransformationsfonds im April 2025 und der noch ausstehenden abschließenden Konkretisierung des Leistungsgruppensystems durch das Bundesministerium für Gesundheit besteht keine rechtliche Klarheit für die Länder. Jedoch befinden sich einige Bundesländer bereits in konkreten Vorbereitungen und erste Informationen zum Umgang mit der Reform sind bekannt. Darüber hinaus gibt es in einigen Bundesländern parallele Entwicklungen zur Reform, die Hinweise darauf geben, wie die Umsetzung in den einzelnen Ländern aussehen könnte.

Besonders hervorzuheben ist hierbei das Bundesland Nordrhein-Westfalen. Hier wurde bereits 2018 eine Reform auf den Weg gebracht, die insbesondere bezüglich der Leistungsgruppen als Vorbild und Orientierung für die bundesweite Krankenhausreform dienen kann. Insbesondere sind 60 der initial 61 Leistungsgruppen im Bund hier bereits (nominal) eingeführt worden.

Dieses Kapitel beginnt daher mit einer kurzen Beschreibung des Ansatzes und Verfahrens in Nordrhein-Westfalen sowie mit einer Analyse erster Erkenntnisse für diesen Transformationsprozess im Hinblick auf die Leistungsgruppen basierte Krankenhausplanung. Anschließend werden ausgewählte Bundesländer besprochen, bei denen erste Informationen, Impulse oder Besonderheiten zu berichten sind.

4.1   Erste Erkenntnisse aus NRW

»Kurz & Knapp«

* Die Einführung von Leistungsgruppen basierter Krankenhausplanung führt effektiv zur Konzentration und Reduktion von Überversorgung, insbesondere in Bereichen wie Endoprothetik, Gefäß- und Viszeralchirurgie sowie Kardiologie.
* Eine konsequente Ausrichtung auf spezialisierte Standorte verhindert Gelegenheitschirurgie und steigert Qualität und Effizienz.
* Längere Fahrzeiten für Patienten sind vor allem in Ballungsgebieten vertretbar, stellen jedoch im ländlichen Raum Herausforderungen für die Versorgung dar.
* Die Klagequote bei Leistungsgruppenzuteilungen ist sehr niedrig (ca. 1,5 %), größere Klagewellen blieben aus.
* Die Reform stärkt Kooperationen und schwächt wettbewerbliche Strukturen; Krankenhäuser kooperieren stärker und Fusionen nehmen zu.
* Umsetzungs- und Finanzierungsfragen bleiben bislang ungelöst; die Refinanzierung der Kosten ist häufig unzureichend.
* Die Erfahrungen aus NRW bieten übertragbare Erkenntnisse für die Bundeskrankenhausreform und nützliche Praxisbeispiele für andere Bundesländer.

In Nordrhein-Westfalen wurde die Krankenhausplanung über viele Jahrzehnte hinweg nicht systematisch reformiert. Zuvor orientierte sich die Krankenhausplanung in NRW stark an Bettenzahlen, was als veraltetes und nicht zielführendes Modell galt. Die Reform, die zur Einführung der 60 Leistungsgruppen führte, begann im Jahr 2018 mit der Beauftragung eines Gutachtens zur Analyse der Krankenhauslandschaft in NRW. Ziel war es, die Versorgungslage und deren Bedarfsorientierung zu prüfen. Das Gutachten wurde im September 2019 veröffentlicht.

Basierend auf dem Gutachten erarbeiteten das Ministerium für Arbeit, Gesundheit und Soziales NRW (MAGS) und der Landesausschuss für Krankenhausplanung gemeinsam mit Vertretern der Krankenkassen, Ärztekammern und Krankenhausgesellschaft neue Rahmenvorgaben. 2022 wurde der neue Krankenhausplan beschlossen. Er sieht eine innovative, qualitäts- und bedarfsorientierte Systematik für die Planung vor. Die Krankenhäuser reichten über eine digitale Plattform ihre Anträge für das gewünschte Leistungsportfolio ein, die dann zwischen Krankenhäusern und Krankenkassen verhandelt wurden. Anschließend prüften die Bezirksregierungen als Planungsbehörde die eingereichten Unterlagen sowie die Verhandlungsergebnisse. Das MAGS startete das erste Anhörungsverfahren in 2024. Alle Beteiligten – Krankenhäuser, Krankenkassen, Kommunen und Mitglieder des Landesausschusses – konnten Stellung nehmen. Über 500 Rückmeldungen wurden ausgewertet. Im Herbst wurde ein zweites Anhörungsverfahren zur überarbeiteten Planung durchgeführt. Auch hier gingen zahlreiche Stellungnahmen ein. Insgesamt führten die Verfahren zu Anpassungen bei rund 160 Planungsentscheidungen (MAGS NRW, 2024).

Am 16. Dezember 2024 wurden die Feststellungsbescheide durch die Bezirksregierungen digital an die Krankenhäuser übermittelt. Enthalten sind ca. 6.200 Einzelentscheidungen darüber, welche Leistungen die Krankenhäuser künftig erbringen dürfen. Fallzahlen in den Bescheiden dienen dabei nur der Planung. Entscheidend ist, ob ein Krankenhaus für eine Leistungsgruppe zugelassen ist. Der neue Krankenhausplan trat am 1. April 2025 in Kraft. Für zehn spezialisierte Leistungsgruppen (Kardiologie, Notfallversorgung, Orthopädie, Bariatrische Chirurgie) gilt eine Übergangsfrist bis zum 31. Dezember 2025 (MAGS NRW, 2024).

Die Ziele der Reform in Nordrhein-Westfalen stimmen weitgehend mit den Zielen der Krankenhausreform auf Bundesebene überein. Es geht darum, die Behandlungsqualität durch die Konzentration spezialisierter Leistungen zu steigern und gleichzeitig eine bedarfsgerechte, wohnortnahe Versorgung sicherzustellen. Ein besonderes Anliegen in NRW ist die effizientere Nutzung von Ressourcen und der Abbau von Doppelstrukturen. Dies ist vor allem im Ruhrgebiet von Bedeutung, einem der größten Ballungszentren Europas, in dem eine deutliche Überversorgung mit Krankenhäusern besteht.

Auch wenn das neue Planungsverfahren in NRW erst jung ist, lassen sich erste Veränderungen erkennen. Ein Blick auf die Daten zeigt, dass es im Bereich der Grundversorgung keine wesentlichen strukturellen Änderungen in der Krankenhauslandschaft gibt. Das Ziel, 90 % der Bevölkerung innerhalb von 20 Minuten in ein Krankenhaus der Grund- und Notfallversorgung zu bringen, scheint hiermit nicht gefährdet zu sein.

Im Bereich der teilspezialisierten Leistungsgruppen wird eine deutliche Reduktion der Fallzahlen und eine Konzentration sichtbar. Ein Beispiel hierfür ist die Endoprothetik Hüfte: Insgesamt haben 235 Kliniken im Antragsverfahren diese Leistungsgruppe beantragt, aber nur 137 haben eine Genehmigung erhalten. Dies entspricht einer Reduktion um etwa 30 %. Hier scheint das Ziel, den medizinischen Bedarf vor ökonomischen Interessen zu stellen, erreicht worden zu sein.

Im Bereich der hoch spezialisierten Leistungsgruppen zeigt sich bei der Zuordnung eine deutliche Konzentration der Leistung, beispielsweise im Pankreasbereich. Von den 111 beantragten Eingriffen wurden 67 von Kliniken abgelehnt. Hier wird das Spannungsfeld zwischen Qualitätssteigerung und Erreichbarkeit im Sinne der Fahrzeit deutlich. Betrachten wir beispielsweise die ösophagealen Eingriffe, zeigt sich im Großraum Köln eine Fokussierung auf erfahrene Zentren. Dies geschieht unter dem Aspekt der Vermeidung von Gelegenheitschirurgie, führt jedoch in diesem Ballungsgebiet zu längeren Fahrzeiten für diese speziellen Eingriffe. Es ist hervorzuheben, dass dies hauptsächlich die spezialisierten Leistungen betrifft. Im Bereich der notfallrelevanten Leistungsgruppen sehen wir keine starke Konzentration, was auch im Sinne der Reform nicht gewünscht ist. In einigen Leistungsgruppen, wie der interventionellen Kardiologie, beobachten wir eine Reduktion der Fälle um 14 %, jedoch keine wesentliche Konzentration. Somit ist eine Notfallversorgung mit vertretbaren Fahrzeitradien weiterhin gewährleistet.

Betrachtet man die strukturellen Gewinner und Verlierer dieser Transformation, basierend auf den beantragten und genehmigten Leistungsgruppen, ist ein Urteil schwierig. Grundsätzlich lässt sich sagen, dass die freigemeinnützigen Träger die meisten Fälle beantragt und genehmigt bekommen haben. Inhaltlich oder prozentual gibt es bei den Ablehnungen nur geringe Unterschiede zwischen den Trägerarten. Es scheint also, dass die Zuweisungen eher regionale oder klinikindividuelle Gründe haben und weniger von der Trägerart oder anderen Kriterien abseits der benannten Kriterien für die Leistungsgruppe abhängen.

Insgesamt lassen sich sechs wesentliche Erkenntnisse aus der Einführung der Leistungsgruppen in NRW ableiten:

1. Die Zuordnung zu Leistungsgruppen ist ein effektives Mittel zur Konzentration und zur Reduzierung von Überversorgung. Dies zeigt sich durch hohe Ablehnungsquoten in den Bereichen Endoprothetik, Gefäß- und Viszeralchirurgie sowie Kardiologie.
2. Eine konsequente Fokussierung auf spezialisierte Standorte führt zur Vermeidung von Gelegenheitschirurgie und steigert somit Qualität und Effizienz.
3. Längere Fahrzeiten für Patienten sind zu verzeichnen, wobei diese Veränderungen in Ballungsgebieten vertretbar sind, jedoch im ländlichen Raum Herausforderungen an die Versorgungsplanung und Notfallversorgung stellen.
4. Es gab keine signifikante Klagewelle, da die Klagequote bezüglich der 5.900 Leistungsgruppenzuteilungen bei nur circa 1,5 % der finalen Bescheide liegt.
5. Die Reform führt zu mehr Kooperation und weniger Wettbewerb. Die neue Planungssystematik fördert und fordert den Austausch mit benachbarten Einrichtungen. Von ersten Abstimmungen zur zukünftigen Leistungsaufteilung bis hin zu komplexen Fusionen verändert sich die Krankenhauslandschaft in NRW derzeit erheblich.

6. Umsetzungs- und Finanzierungsfragen bleiben offen und hemmen den Transformationsprozess. Viele Krankenhäuser sind dabei, ihre Strukturen anzupassen, allerdings sind die Kosten der Umsetzung nicht ausreichend refinanziert.

Diese sechs Erkenntnisse können grundsätzlich auf die Bundeskrankenhausreform übertragen werden und bieten wertvolle Hinweise für die Kliniken anderer Bundesländer. Es kann für Träger in anderen Bundesländern hilfreich sein, einen Blick auf Nordrhein-Westfalen zu werfen.

4.2 Einblicke in weitere Bundesländer

 »Kurz & Knapp«

- Die Bundesländer setzen die Krankenhausreform unterschiedlich um: Baden-Württemberg überarbeitet derzeit seine Planung mit Fokus auf Spezialisierung, Bayern aktualisiert seinen Plan regelmäßig, Berlin plant stadtweit ohne regionale Unterteilung, Brandenburg legt Wert auf Erhalt aller Standorte, Niedersachsen schützt Sicherstellungshäuser im ländlichen Raum und Sachsen-Anhalt kämpft mit der Sicherstellung der Versorgung im ländlichen Süden.
- Regionale Besonderheiten prägen die Anpassung der Krankenhausplanung; einige Länder setzen auf Kooperation, Minimumstandards und Telemedizin zur Sicherung der Versorgung.
- Die Bundesländer unterscheiden sich hinsichtlich der Versorgungsstruktur: Berlin ohne regionale Gliederung, Brandenburg mit fünf Versorgungsregionen, andere Länder mit eigenen regionalen Schwerpunkten.

- Ostdeutsche Bundesländer haben schon in den 1990er Jahren massive Strukturveränderungen und Standortreduktionen erlebt, was die aktuelle Krankenhausplanung weiterhin beeinflusst.

Im Zuge der Umsetzung der Krankenhausreform müssen alle Bundesländer künftig nach bundeseinheitlich definierten Leistungsgruppen planen. Die Zuweisungen erfolgen länderspezifisch. Somit stehen alle Länder vor der Herausforderung, diesen bundeseinheitlichen Plan mit ihren derzeitigen, teilweise noch offenen Gestaltungsperspektiven anzupassen und in die Landesgesetzgebung und Regulatorik einzupflegen.

Dabei setzen die verschiedenen Bundesländer an unterschiedlichen Stellen auf bestehende, teilweise bereits umgesetzte Reformen. Viele Länder und Krankenhäuser haben in den letzten Jahren verstärkt auf Kooperationen und telemedizinische Anwendungen sowie auf Mindestanforderungen zur Erfüllung von Kriterien gesetzt, um die Versorgungssicherheit zu gewährleisten.

Die folgenden Zusammenfassungen sollen für sechs ausgewählte Bundesländer einen kurzen Einblick in den aktuellen Stand des Umsetzungsprozesses geben.

Baden-Württemberg: Die aktuelle Krankenhausplanung in Baden-Württemberg stammt aus dem Jahr 2010 und wird derzeit überarbeitet, um die Veränderungen der Patientenzahlen und der Bettenauslastung sowie die jüngsten Reformen zu berücksichtigen. Das Land hat ein Gutachten in Auftrag gegeben, das die Krankenhauslandschaft analysiert und Empfehlungen für die Planung nach Leistungsgruppen gibt. Die Ergebnisse, die Anfang 2025 veröffentlicht wurden, umfassen insbesondere die folgenden neuen Handlungsempfehlungen (Ministerium für Soziales, Gesundheit und Integration Baden-Württemberg, 2025):

101

1. Kleinteiligere Krankenhausplanung mittels Leistungsgruppen zur effizienten Bedarfsplanung und Zuweisung von Leistungsgruppen
2. Konzentration von Leistungen unter aktiver Steuerung des Ministeriums
3. Länderübergreifende Analysen und Abstimmung für eine zukünftige gemeinsame Planung
4. Erreichbarkeitsorientierte Krankenhausplanung
5. Versorgungsrelevante Krankenhäuser stärken durch gezielteren Einsatz von Investitionsmitteln
6. Stärkung der sektorenübergreifenden Versorgung und Nutzung neuer Technologien
7. Datengrundlagen und Softwareunterstützung für die neue Krankenhausplanung
8. Begleitung des Abbaus von überschüssigen Bettenkapazitäten
9. Vorbereitung auf Krisensituationen und koordinierende Funktion ausgewählter Kliniken

Bayern: In Bayern wird die Krankenhausplanung regelmäßig aktualisiert. Die aktuelle Fassung entspricht der 50. Fortschreibung (Stand: 1. Januar 2025). Der Plan enthält detaillierte Angaben zu zugelassenen Krankenhäusern, Fachabteilungen und Investitionen, um eine bedarfsgerechte Versorgung sicherzustellen.

Berlin: Der aktuelle Krankenhausplan gilt für den Zeitraum von 2020 bis 2025 und dient als Grundlage für die erneute Planung. Im Gegensatz zu den Flächenländern besitzt Berlin keine regionale Unterteilung, sondern setzt auf eine stadtweite Planung.

Brandenburg: Brandenburg ist in fünf Versorgungsregionen aufgeteilt, um die regionale Steuerung der Versorgung zu gewährleisten. Ziel der aktuellen Planung ist es, alle Krankenhausstandorte zu erhalten und im Bedarfsfall durch Umbauten Alternativangebote anzubieten. Aus Brandenburg gibt es starke Kritik an der Krankenhausreform des Ministeriums; es wird insbesondere beim Finanzierungssystem und den Verordnungen Nachbesserungsbedarf gesehen. Der neue Krankenhausplan in Brandenburg tritt zum 1. Januar 2027 in Kraft.

Niedersachsen: Niedersachsen hat sich intensiv an der Entwicklung des neuen KHVVG beteiligt und eigene Schwerpunkte gesetzt. Ein zentrales Anliegen war der Erhalt von Sicherstellungshäusern im ländlichen Raum. Auch wenn diese nicht alle Qualitätskriterien erfüllen, soll die ärztliche Versorgung in dünn besiedelten Gebieten gesichert werden. Zudem wurde die Möglichkeit geschaffen, dass Fachkliniken durch Kooperationen erhalten bleiben. Die Kommunikation und Planung innerhalb der acht niedersächsischen Versorgungsregionen kann über Maximalversorger erfolgen, nicht nur über Universitätskliniken. Im Jahr 2024 stellte das Land bereits eine halbe Milliarde Euro für Transformationsinvestitionen bereit, um die Grundlage für die Transformation zu schaffen.

Sachsen-Anhalt: Die Zahl der Krankenhäuser in Sachsen-Anhalt hat sich seit 1991 deutlich verringert. Die Anzahl ist von 72 auf 44 Häuser gesunken. Das Land steht vor der Herausforderung, die Versorgung im ländlichen Gebiet sicherzustellen und betrachtet die Vorgaben des KHVVG kritisch. Insbesondere im Süden gibt es nicht genug Häuser, um die Versorgung gewährleisten zu können. Das aktuelle Planungsverfahren ist angelaufen und soll bis Ende 2026 abgeschlossen sein.

Die Bundesländer unterscheiden sich insgesamt deutlich in ihrer Umsetzung der Krankenhausplanung. In Nordrhein-Westfalen gilt der neue Leistungsgruppen-basierte Krankenhausplan bereits seit April 2025, wodurch das Land als Vorreiter in der Krankenhausreform angesehen werden kann.

In den östlichen Bundesländern gab es bereits in den 1990er Jahren massive Strukturveränderungen mit einer deutlichen Reduktion der Klinikstandorte.

5 Blick in die Zukunft

5.1 Das Krankenhausreformanpassungsgesetz (KHAG)

 »Kurz & Knapp«

- Das KHAG sieht Änderungen in drei Hauptbereichen vor: Anpassungen der Finanzierungsmechanismen, Fristenregelungen und die Überarbeitung zentraler Kriterien und Definitionen mit dem Ziel der Erleichterung der praktischen Umsetzung.
- In der Finanzierung des Transformationsfonds wird die Kostenaufteilung neu geregelt: Der Bund übernimmt künftig 29 Mrd. € aus dem Sondervermögen »Infrastruktur«, die Länder tragen 21 Mrd. € – eine spürbare Entlastung für Länder und GKV.
- Nicht abgerufene Mittel des Transformationsfonds werden künftig durch das BAS zur Entlastung der GKV verwendet, anstatt in den Fonds zurückzufließen.
- Die Fristen werden verlängert: Die budgetneutrale Vorhaltevergütung gilt nun für 2026 und 2027, die volle Reformwirkung verschiebt sich auf 2030; zudem entfällt die Antragsfrist zum 30. September für Fondsanträge.
- Mehrere Definitionen wurden praxisnäher gefasst – etwa 61 statt 65 Leistungsgruppen, verkürzte Ausnahmeregeln (drei Jahre), neue Berechnung der Facharzt-Vollzeitäquivalente (38,5 Std.), flexiblere Fachklinik-Kriterien und eine zweckgebundene Förderfähigkeit von Hochschulkliniken.

Mit der Ankündigung der Neuwahl im Herbst 2024, parallel zum finalen Gesetzgebungsverfahren des KHVVG, war bereits absehbar, dass durch verändernde politische Rahmenbedingungen auch das KHVVG ergänzt, verändert oder eventuell rückabgewickelt werden könnte. Die Krankenhausreform war anschließend auch prominenter Bestandteil der Koalitionsverhandlungen. Das KHVVG stand seit seiner Bekanntgabe der finalen Fassung – insbesondere nach dem Inkrafttreten Anfang 2025 – im Fokus umfassender Kritik seitens der Bundesländer, verschiedener Fachverbände und der Krankenhausträger selbst.

Neben grundlegender Kritik wurden viele Schwierigkeiten bei der praktischen Umsetzbarkeit in die öffentliche Debatte eingebracht. Auch zeichneten sich schnell Verzögerungen im angestrebten Zeitablauf ab. Insbesondere die noch offenen Gestaltungsspielräume, die durch die Bundesregierung und entsprechende Ausschüsse konkretisiert werden sollten, führten im Frühjahr zu ersten Verzögerungen. Auch bei den Beantragungen des Transformationsfonds mit Frist September 2025 herrschte in vielen Bundesländern erhebliche Unsicherheit hinsichtlich der konkreten Abläufe.

Vor diesem Hintergrund wurden innerhalb der neuen Regierungskoalition Anpassungen am Reformvorhaben diskutiert, die schließlich im Kabinettsbeschluss vom Oktober 2025 mündeten. Das vorliegende Kapitel basiert auf diesem Beschluss. Die daraus voraussichtlich resultierenden gesetzlichen Änderungen wurden im gesamten Buch bereits eingearbeitet bzw. an entsprechender Stelle durch Hinweise und Verweise kenntlich gemacht.

Das KHAG sieht keine grundlegende Infragestellung des KHVVG oder der wesentlichen Ziele und Instrumente vor. Vielmehr zielt es darauf ab, spezifische Kritikpunkte zu adressieren und durch pragmatische Anpassungen die konkrete Umsetzung für alle beteiligten Akteure zu vereinfachen. Die wichtigsten Änderungen, die das KHAG im Vergleich zum KHVVG bewirkt, werden im Folgenden erläutert.

Die durch das KHAG bewirkten Änderungen lassen sich im Wesentlichen in drei Hauptkategorien gliedern. Erstens betrifft das KHAG Anpassungen der Finanzierungsmechanismen. Zweitens werden die Fristen im Zusammenhang mit der Übergangsphase zur Vorhaltevergütung und dem Transformationsfonds angepasst. Drittens werden verschiedene Kriterien und Definitionen überarbeitet, um praktische Herausforderungen bei der Umsetzung der Krankenhausreform zu adressieren.

Im Bereich der Finanzierung erfolgen zwei wesentliche Veränderungen. Zum einen wurde die bisherige Aufteilung der Finanzierung zwischen gesetzlicher Krankenversicherung (GKV) und den Bundesländern neu geregelt. Ursprünglich sollten beide Parteien jeweils 50 % der vorgesehenen 50 Milliarden Euro über zehn Jahre bereitstellen. Mit der Neuregelung werden nun 29 Milliarden Euro aus dem Bund über das Sondervermögen Infrastruktur finanziert, während der Anteil der Länder auf 21 Milliarden Euro sinkt. Dies führt sowohl zu einer leichten Entlastung der Länder als auch einer deutlichen Entlastung der GKV. Die zweite Anpassung bezieht sich auf die Verwendung nicht abgerufener Mittel. Während diese ursprünglich zurück in den Fonds fließen sollten, sieht das KHAG nun vor, sie durch das BAS zur Entlastung der GKV einzusetzen, was eine weitere finanzielle Entlastung der GKV zur Folge hat.

Hinsichtlich der Fristen profitieren die Kliniken von einer deutlichen Entlastung. Die Einführung der initial budgetneutralen Vorhaltevergütung wurde um ein Jahr verschoben: Ursprünglich war eine Einführung im Jahr 2026 vorgesehen, nun bleiben die Jahre 2026 und 2027 budgetneutral, während die vollständige Wirkung der Vergütung erst ab dem Jahr 2030 (vorher 2029) eintritt. Auch bezüglich des Transformationsfonds wurden Anpassungen vorgenommen, indem unter anderem die ursprüngliche Antragsfrist zum 30. September (zugunsten einer kontinuierlichen Beantragung) aufgehoben wurde.

Zudem gibt es zahlreiche detaillierte Anpassungen an Kriterien und Definitionen, die die praxistaugliche Umsetzung der Reformen ermöglichen sollen. Fünf dieser Anpassungen sind besonders hervorzuheben: Erstens wurden die Leistungsgruppen überarbeitet; statt der ursprünglich 65 werden nun 61 Leistungsgruppen umgesetzt, wobei die 60 Gruppen aus Nordrhein-Westfalen erhalten bleiben. Zweitens sind im Bereich der Qualitätskriterien neue Ausnahmeregelungen eingeführt worden – die maximale Laufzeit wurde von sechs auf drei Jahre verkürzt und eine Prüfung auf Kooperationen hinzugefügt. Drittens wurde die Definition des Facharzt-Vollzeitäquivalents geändert: Anstelle einer 40-Stunden-Woche gilt nun eine Anrechnung von 38,5 Stunden, sodass rechnerisch mehr Vollzeitäquivalente bei gleicher Personalmenge generiert werden können. Viertens wurde die Definition von Fachkliniken gelockert; die ursprünglich geforderte strikte Prozentregel wurde zugunsten größerer Flexibilität bei Ausstattung und Personal durch Kooperationen ersetzt. Schließlich wurde im aktuellen Kabinettsentwurf die Förderfähigkeit der Hochschulkliniken ermöglicht, sofern die Mittel zweckgebunden verwendet werden, was insbesondere im Hochschulbereich positiv aufgenommen wird.

Zusammenfassend kann gesagt werden, dass auch das KHAG nicht die von manchen befürchtete, von anderen geforderte, Kehrtwende in der Krankenhausreform einleitet. Vielmehr bleibt der Reformpfad grundsätzlich erhalten, wird jedoch durch eine Vielzahl umsetzungsorientierter Anpassungen und Korrekturen ergänzt, die auf Praxistauglichkeit, finanzielle Entlastung und föderale Flexibilität abzielen. Das Gesetz markiert damit keine inhaltliche Neuausrichtung, wohl aber eine politische und administrative Konsolidierung des Reformprozesses.

Insgesamt bringt das KHAG eine Reihe von maßgeblichen Erleichterungen für die Umsetzung mit sich. Insbesondere der erweiterte Gestaltungsspielraum der Länder wird von Fachverbänden, Planungsbehörden und Klinikträgern als überfällige Korrektur der zuvor zu starren Steuerungsarchitektur gewertet. Die Länder können nun flexibler auf regionale Versorgungslagen reagieren, Leistungsgruppen differenziert anwenden und Ausnahmeregelungen gezielter gestalten. Diese Dezentralisierung der Verantwortung wird weithin als Voraussetzung dafür gesehen, die Krankenhausreform in der Fläche überhaupt praktikabel umzusetzen.

Zentral ist hierbei die Lockerung der Genehmigungsmechanismen: Die Länder dürfen künftig unter bestimmten Voraussetzungen

Abweichungen von Qualitäts- und Erreichbarkeitsvorgaben zulassen, sofern diese medizinisch vertretbar und versorgungsstrategisch begründet sind. Dadurch verliert das starre Korsett, das das KHVVG zunächst geschaffen hatte, an Härte und eröffnet raumbezogene Gestaltungsmöglichkeiten. Vor allem strukturschwächere Regionen können so eigenständige Lösungen entwickeln, ohne sofort in Konflikt mit den Bundesvorgaben zu geraten.

Die Verlagerung der Verantwortung für den Transformationsfonds vom GKV-System hin zu Bundes- und Landesmitteln wird weithin als pragmatische Entscheidung gewertet. Die neue Finanzierung aus dem Sondervermögen »Infrastruktur« sowie die Abschaffung der bisherigen Antragsfristen verringern den administrativen Aufwand erheblich. Besonders positiv wird die Streichung der Insolvenzprüfung für antragstellende Krankenhäuser bewertet – ein Schritt, der in der aktuell angespannten wirtschaftlichen Lage spürbare Entbürokratisierung bewirkt und die Zugänglichkeit des Fonds deutlich verbessert.

Dennoch bleiben offene Fragen. Die Vorhaltevergütung bleibt ein kontroverses Element: Zwar stellt sie eine Abkehr von der reinen Fallzahlfinanzierung dar, doch ist die Refinanzierung tatsächlicher Folgekosten nach wie vor unklar. Ebenso bleibt die Umsetzung der Qualitätssteuerung anspruchsvoll – die Gefahr, dass die neuen Freiräume in einzelnen Ländern zu ungleichen Versorgungsniveaus führen, ist nicht von der Hand zu weisen.

Nicht zuletzt verschiebt das KHAG den Reformprozess zeitlich und organisatorisch in eine Übergangsphase der Konsolidierung. Mit der Verlängerung zentraler Fristen, der Budgetneutralität bis 2027 und den geplanten Evaluationszeitpunkten 2028 und 2030 entsteht ein realistischeres, aber auch längeres Zeitfenster für die Umsetzung. Diese Entzerrung reduziert kurzfristigen Druck, verlängert jedoch zugleich die politische Verantwortung, die angestoßenen Strukturen konsequent weiterzuführen.

In der Summe steht das KHAG damit für Pragmatismus statt Paradigmenwechsel. Es entschärft die härtesten Kanten des KHVVG, ohne seine Grundrichtung zu verlassen. Die Reform wird dadurch nicht neu erfunden, aber stabilisiert, handhabbarer und föderal verankerter. In einer Phase, in der viele Krankenhäuser ökonomisch unter Druck stehen, setzt das KHAG ein wichtiges Signal: Die Transformation des Systems bleibt politisch gewollt, soll aber realistisch und schrittweise umgesetzt werden. Damit wird das Krankenhauswesen in Deutschland um eine entscheidende Dimension erweitert – nicht durch neue Ziele, sondern durch die Fähigkeit, sie praktisch zu erreichen.

5.2 Acht Blickwinkel auf die zukünftige Entwicklung

1. Konzentration & Spezialisierung

Die deutsche Krankenhauslandschaft steht vor einem fundamentalen Wandel, der sich bereits heute in den ersten Umsetzungsphasen der Bundeskrankenhausreform abzeichnet. Im Mittelpunkt der Entwicklung steht die Konzentration medizinischer Leistungen auf weniger, dafür jedoch leistungsstärkere und spezialisierte Klinikstandorte. Kleinere Krankenhäuser geraten dadurch zunehmend unter Druck. Vielfach droht ihnen die Schließung oder eine Umwidmung in ein SÜV. Eine Transformation ohne flächendeckende Versorgungslücken ist eine der zentralen Zukunftsherausforderungen, denen man politisch und planerisch begegnen muss. Die Erfahrungen aus den ostdeutschen Bundesländern, die bereits in den 1990er Jahren massive Strukturveränderungen und Standortreduktionen erlebten, zeigen, wie nachhaltig sich solche Umbrüche auf die regionale Versorgung und die Akzeptanz der Bevölkerung auswirken können

2. Medizinische Versorgung im ländlichen Raum – neue Versorgungsmodelle

Mit der fortschreitenden Ambulantisierung und der Entwicklung von Hybridstrukturen setzt die Reform neue Maßstäbe für die medizinische Versorgung im ländlichen Raum. Ambulante und stationäre Leistungsanteile werden zunehmend verzahnt, um eine nahtlose Patientenversorgung sicherzustellen. Dabei gewinnen telemedizinische Netzwerke an Bedeutung: Sie ermöglichen den Zugang zu Spezialleistungen unabhängig vom Standort und können insbesondere in strukturschwachen Regionen Versorgungslücken schließen. Der Erfolgsfaktor für die Zukunft wird eine stärkere Regionalisierung sein – differenzierte Lösungen, die sich an den Bedürfnissen und Gegebenheiten der jeweiligen Regionen orientieren, statt pauschaler Bundesvorgaben. Die Bundesländer setzen bereits jetzt unterschiedliche Schwerpunkte: Während Brandenburg auf den Erhalt aller Krankenhausstandorte setzt und Niedersachsen Sicherstellungshäuser im ländlichen Raum schützt, fördert Baden-Württemberg die Spezialisierung und Arbeitsteilung. Solche vielfältigen Ansätze sind der Schlüssel, um die Versorgungssicherheit in der Fläche zu gewährleisten.

3. Digitalisierung & Vernetzung – Technologische Zukunftschancen

Die Digitalisierung der Krankenhauslandschaft ist ein wesentlicher Hebel für die Effizienzsteigerung, Qualitätssicherung und Vernetzung im Gesundheitswesen. Der gezielte Ausbau telemedizinischer Netzwerke ermöglicht insbesondere im ländlichen Raum einen besseren Zugang zu Spezialleistungen. Integrierte Notfallstrukturen, unterstützt durch IT-basierte Schnittstellen zwischen Klinik und Kassenärztlicher Vereinigung, schaffen Transparenz und ermöglichen eine effiziente Steuerung von Patientenströmen. Die größte Herausforderung bleibt der Abbau von IT-Restriktionen und die Etablierung echter Interoperabilität über starre technische Vorgaben hinaus. Nur so können Krankenhäuser die Potenziale intelligenter Analytik (Business Intelligence) voll ausschöpfen – von der

Echtzeit-Analyse der Leistungsgruppen bis zur Simulation komplexer Szenarien. Zukunftsweisend sind KI-gestützte Lösungen, die Daten in natürlicher Sprache auswerten und Entscheidungsprozesse auf eine neue Stufe heben.

Exkurs: Business Intelligence im Kontext der Krankenhausreform

Die Einführung der Vorhaltevergütung und der Hybrid-DRGs sowie der Leistungsgruppenlogik erfordert eine exakte Steuerung der Ressourcen.

Gleichzeitig bedingen Digitalisierung und fortschreitende Ambulantisierung neue Versorgungsmodelle, während der demografische Wandel sowie der anhaltende Fachkräftemangel den Versorgungsbedarf erhöhen. Vor diesem Hintergrund steht das Management von Krankenhäusern vor der Herausforderung, sich verstärkt mit Simulation und Analyse zu beschäftigen und noch stärker das Monitoring und Controlling zu fokussieren.

Die Anforderungen an Datenqualität, Prognosefähigkeit und flexibler, adressatengerechter Aufbereitung steigen hierdurch erheblich.

Business Intelligence (BI) nimmt in diesem Transformationsprozess eine zentrale Rolle ein. Als integriertes System ermöglicht BI die Analyse und Visualisierung großer Datenmengen aus verschiedenen Quellen. Die Entwicklung reicht von klassischen Berichten über Self-Service-BI und intelligenten Dashboards bis hin zu prädiktiver sowie präskriptiver Analytik. Moderne, KI-gestützte BI-Lösungen bieten die Möglichkeit, Daten in natürlicher Sprache zu befragen (»Ask-Your-Data«) und so einfach auszuwerten, um Entscheidungsprozesse effizient zu unterstützen sowie komplexe Szenarien zu simulieren.

Im Krankenhausalltag bestehen jedoch zahlreiche Herausforderungen. Mangelnde Datenqualität, unvollständige oder veraltete Informationen, doppelte Datensätze und fehlende Standardisierung erschweren valide Analysen. Hinzu kommen technische

Defizite und mangelnde Schnittstellen, die eine umfassende Nutzung von BI behindern. Daher ist es unerlässlich, dass das Controlling verlässliche Daten über Kosten-, Erlös- und Leistungsstrukturen bereitstellt – hierzu zählen beispielsweise Fixkostenanteile, Mindestfallzahlen oder sektorübergreifende Abgrenzungen.

Um diesen Anforderungen gerecht zu werden, werden wahrscheinlich viele Häuser in Zukunft auf moderne BI-Lösungen setzen. Eine systematische Sicherstellung der Datenqualität, etwa durch »Quality by Design«-Ansätze, bildet die Grundlage für belastbare Auswertungen. Gleichzeitig ist der Ausbau erweiterter Reportingstrukturen notwendig, die Echtzeit-Analysen zu Leistungsgruppen, Vorhaltefinanzierung und Mindestmengen ermöglichen. Simulationen verschiedener Erlösszenarien, prädiktive Analysen zur Kapazitätsplanung sowie Szenarioplanungen zur Anpassung an regulatorische Veränderungen werden zunehmend zum festen Bestandteil einer modernen Steuerung.

Nur wenn Daten intelligent aufbereitet, KI integriert und alle relevanten Perspektiven eingebunden werden, kann ein Krankenhaus auch unter den Bedingungen der Reform handlungsfähig und zukunftssicher bleiben. Insgesamt zeigt sich, dass Business Intelligence im modernen Krankenhausmanagement eine Schlüsselrolle einnimmt, indem sie datenbasierte Entscheidungen ermöglicht und damit einen wichtigen Beitrag zur Bewältigung der aktuellen und zukünftigen Herausforderungen leistet.

4. Personal- und Fachkräftesicherung – Neue Wege für den Nachwuchs

Der anhaltende Fachkräftemangel ist eine der größten Herausforderungen für die Krankenhauslandschaft von morgen. Kliniken müssen sich verstärkt als Ausbildungszentren begreifen – die Systematik der Leistungsgruppen darf dabei nicht zu Lasten der ärztlichen und pflegerischen Weiterbildung gehen. Zukünftig müssen auch ambulante Versorgungsanteile konsequent in die Weiterbildung integriert werden, um dem Wandel der Versorgungsstrukturen Rechnung zu tragen. Gleichzeitig gewinnen flankierende Maßnahmen wie Wohnraumförderung und Mobilitätskonzepte an Bedeutung, um die Attraktivität ländlicher Standorte zu erhalten. Die Bundesländer setzen hier bereits unterschiedliche Schwerpunkte.

5. Bürokratieabbau als Schlüssel für Zukunftsfähigkeit

Bürokratieabbau gilt als einer der effektivsten Hebel, um dringend benötigte Ressourcen – insbesondere im Pflegebereich – freizusetzen. Schätzungen zufolge könnten deutschlandweit bis zu 47.000 zusätzliche Pflegekräfte gewonnen werden, wenn Verwaltungslasten konsequent abgebaut werden (DKG, 2024b). Dazu zählen die Vereinfachung von Nachweispflichten, die Reduzierung redundanter Verwaltungsprozesse und der gezielte Einsatz digitaler Lösungen zur Effizienzsteigerung. Der Abbau bürokratischer Hürden ist auch ein wesentlicher Standortfaktor: Er erhöht nicht nur die Zufriedenheit der Mitarbeitenden, sondern stärkt die Wettbewerbsfähigkeit der Häuser im internationalen Vergleich. Die weiteren Digitalisierungsschritte, wie sie in der aktuellen Reform vorgesehen sind, sollten daher immer auch auf ihr Potenzial zur Verwaltungsvereinfachung geprüft werden.

6. Finanzierungsmodelle und Transformationsfonds – Nachhaltigkeit sichern

Der Transformationsfonds ist das zentrale Steuerungsinstrument für die Neuausrichtung der Krankenhauslandschaft. Die Zentrenbildung sollte nicht allein auf Hochschulkliniken beschränkt sein, sondern gezielt auch Schwerpunktversorger einbinden. Klare Förderkriterien und planbare Rückforderungsregelungen bilden die Basis für Investitionssicherheit, die wiederum notwendig ist, um die Innovationsbereitschaft der Häuser zu sichern.

7. Planungs- und Entscheidungshoheit – Zukunft des Föderalismus

Das Spannungsfeld zwischen bundesweiten Vorgaben und der Planungshoheit der Länder wird die Krankenhausreform auch in Zukunft prägen. Während Bundesvorgaben den Rahmen für Mindeststandards und zentrale Versorgungsziele setzen, ermöglichen föderale Strukturen flexible, praxisnahe Lösungen. Die Zukunftsfrage lautet: Wie kann die Balance zwischen Steuerung und regionaler Gestaltung erhalten, wie können Bundesziele mit regionaler Flexibilität vereint werden? Notwendig sind Evaluationsphasen, die eine Anpassung an regionale Besonderheiten ermöglichen. Nordrhein-Westfalen, das als Blaupause für die Einführung von Leistungsgruppen in Deutschland gilt, zeigt, wie innovative Ansätze frühzeitig in die Praxis transferiert werden können. Die Sicherung der Planungs- und Entscheidungshoheit der Länder bleibt ein elementares Zukunftsthema.

8. Szenarienbasierte Zukunftsplanung für Klinikträger

Angesichts der Unwägbarkeiten der künftigen Krankenhausfinanzierung und der regulatorischen Rahmenbedingungen müssen Klinikträger verstärkt auf szenarienbasierte Planungen setzen. Die Entwicklung von Best-Case-, Real-Case- und Worst-Case-Szenarien ist essenziell, um wirtschaftliche Auswirkungen neuer Finanzierungsmodelle frühzeitig zu erkennen und proaktiv zu handeln. Business-Intelligence-Lösungen und prädiktive Analysen werden dabei immer wichtiger, um Risiken zu minimieren und Chancen zu identifizieren. Transparenz und die Bereitschaft auf Veränderungen flexibel zu reagieren, werden zum entscheidenden Wettbewerbsfaktor für Kliniken im 21. Jahrhundert.

6 Fazit

Das Krankenhausversorgungsverbesserungsgesetz (KHVVG) stellt die tiefgreifendste Veränderung der deutschen Krankenhauslandschaft seit Jahrzehnten dar. Diese Reform adressiert die dringendsten Herausforderungen des Sektors: Überkapazitäten im stationären Bereich, regionale Unterschiede, wirtschaftlichen Druck auf Kliniken, Fachkräftemangel sowie die zunehmende Bedeutung ambulanter Behandlungsangebote. Das Ziel ist, die Qualität der Versorgung merklich zu verbessern, Spezialisierung zu fördern, Strukturen effizienter zu gestalten und eine sektorenübergreifende Versorgung zu ermöglichen.

Im Mittelpunkt der Reform stehen mehrere wesentliche Elemente: Die Einführung von Leistungsgruppen mit verbindlichen Qualitäts- und Strukturvorgaben erhöht die Transparenz und Vergleichbarkeit. Die Vorhaltefinanzierung gewährleistet finanzielle Stabilität für systemrelevante Standorte. Ambulantisierung und hybride Versorgungsmodelle werden gezielt gefördert, während der Aufbau sektorenübergreifender Versorgungseinrichtungen (SÜV) eine Brücke zwischen ambulanten und stationären Leistungen schafft. Anreize für Kooperationen, Spezialisierung und Zentralisierung sollen Synergien erzeugen und Doppelstrukturen abbauen. Der Transformationsfonds wird als zentrales Instrument eingesetzt, um den Strukturwandel finanziell zu fördern.

Die Reform bietet zahlreiche Möglichkeiten: Die Konzentration medizinischer Expertise verspricht eine erhebliche Verbesserung der Behandlungsqualität und eine effizientere Nutzung von Ressourcen durch die Vermeidung von Doppelstrukturen. Initiativen zur Transparenz wie der Bundes-Klinik-Atlas rücken die Patientenorientierung stärker in den Fokus. Digitale Lösungen und Telemedizin bilden die Grundlage für eine flexible, moderne Versorgung und fördern die Vernetzung zwischen ambulanten und stationären Angeboten. Besonders für kleinere Krankenhäuser können sich durch eine Neupositionierung als SÜV oder Verbundstandort neue Entwicklungsperspektiven ergeben.

Gleichzeitig bestehen die zentralen Herausforderungen fort: Ohne begleitende Maßnahmen drohen in ländlichen Regionen Versorgungslücken, insbesondere wenn ambulante Strukturen nicht konsequent ausgebaut werden. Der Fachkräftemangel stellt weiterhin ein systemrelevantes Risiko dar, das innovative Lösungen sowie eine Stärkung der Aus- und Weiterbildung erforderlich macht. Für eine erfolgreiche Umsetzung sind differenzierte regionale Bedarfsanalysen und der Ausbau der ambulanten Strukturen von entscheidender Bedeutung. Die Akzeptanz innerhalb der Bevölkerung könnte zurückgehen, wenn regionale Angebote wegfallen, weil kleinere Einrichtungen beispielsweise auf Kooperationen mit größeren Häusern angewiesen sind. Der Erfolg der Umsetzung hängt wesentlich von einer ausreichenden Finanzierung, einer koordinierten Steuerung auf Landesebene und dem aktiven Engagement aller Beteiligten ab.

Die Gesetzesänderungen, die mit dem Kabinettsentwurf zum KHAG im Oktober 2025 bereits vorgezeichnet sind, machen deutlich, dass sich die vorgenannten prinzipiellen Ziele und Mechanismen auf einen breiten politischen Konsens stützen. Lediglich die praktische Umsetzung, verbindliche Fristen und konkrete Definitionen sind Teil dieser Nachjustierung und höchstwahrscheinlich weiterer Diskussionen sowie möglicher Anpassungen in späteren Legislaturperioden.

Abschließend bietet die Krankenhausreform einen bedeutenden Rahmen für die nachhaltige Modernisierung der Krankenhausversorgung. Die erfolgreiche Umsetzung erfordert jedoch Mut zur Veränderung, sektorübergreifende Kooperation und transparente Kommunikation, um das Vertrauen der Bevölkerung zu stärken. Durch die Übernahme von Verantwortung durch alle Akteure kann das Gesundheitssystem in Deutschland qualitativ verbessert, wirtschaftlich tragfähiger und zukunftssicher gestaltet werden. Die Reform stellt eine große Chance dar, ist aber kein Selbstläufer: Sie erfordert eine aktive und entschlossene Mitgestaltung durch Politik, Selbstverwaltung, Klinikträger, Kommunen und Gesellschaft.

7 Verzeichnisse

7.1 Abkürzungsverzeichnis

Abkürzung	Begriff	Erklärung
AOP	Ambulantes Operieren	Operationen, die ohne stationären Aufenthalt durchgeführt werden können
BMG	Bundesministerium für Gesundheit	Oberste Bundesbehörde für Gesundheitspolitik in Deutschland
DKG	Deutsche Krankenhausgesellschaft	Spitzenverband der Krankenhausträger in Deutschland
DRG	Diagnosis Related Groups	Fallpauschalensystem zur Abrechnung stationärer Krankenhausleistungen
G-BA	Gemeinsamer Bundesausschuss	Höchstes Gremium der gemeinsamen Selbstverwaltung im Gesundheitswesen
G-DRG	German Diagnosis Related Groups	Deutsche Variante des DRG-Systems
GKV-SV	GKV-Spitzenverband	Verband der gesetzlichen Krankenversicherungen auf Bundesebene
IK-Nummer	Institutionskennzeichen	Einrichtungskennzeichen für Leistungserbringer im Gesundheitswesen
INZ	Integrierte Notfallzentren	Versorgungsstruktur zur Bündelung von Notfallambulanzen und Notaufnahmen
IQTIG	Institut für Qualitätssicherung und Transparenz im Gesundheitswesen	Organisation zur Qualitätsmessung und -verbesserung im Gesundheitswesen

Abkürzung	Begriff	Erklärung
IQWIG	Institut für Qualität und Wirtschaftlichkeit im Gesundheitswesen	Institut, dass insbesondere Nutzen und Kosten medizinischer Leistungen bewertet
KHG	Krankenhausfinanzierungsgesetz	Rechtliche Grundlage der Krankenhausfinanzierung in Deutschland
KHTFV	Krankenhaustransformationsfonds-Verordnung	Verordnung zur Verwaltung des Transformationsfonds im Krankenhausbereich
KHVVG	Krankenhausversorgungsverbesserungsgesetz	Zentrales Gesetz der Krankenhausreform
KHZG	Krankenhauszukunftsgesetz	Fördergesetz für Digitalisierung und moderne Infrastruktur in Krankenhäusern
KV	Kassenärztliche Vereinigung	Selbstverwaltungsorgan der Vertragsärzte zur Sicherstellung der ambulanten Versorgung
PEPP	Pauschalierendes Entgeltsystem Psychiatrie und Psychosomatik	Abrechnungssystem für stationäre Leistungen in Psychiatrie und Psychosomatik
PKV	Private Krankenversicherung	Private Krankenversicherung (im Gegensatz/ Ergänzung zu gesetzlicher Krankenversicherung)
PpSG	Pflegepersonal-Stärkungsgesetz	Gesetz zur Verbesserung der Personalsituation in der Pflege
SGB	Sozialgesetzbuch	Sammlung der wichtigsten gesetzlichen Regelungen der Sozialversicherung
SÜV	Sektorenübergreifende Versorgungszentren	SÜV verbinden ambulante und stationäre Versorgung und sollen eine wohnortnahe, patientenorientierte Grundversorgung sicherstellen.
a-DRG	ausgegliederte Diagnosis Related Groups	DRG-System aus dem die Pflegekosten ausgegliedert wurden

7.2 Abbildungsverzeichnis

7.3 Literaturverzeichnis

Beivers, A., & Emde, A. (2020). *DRG-Einführung in Deutschland: Anspruch, Wirklichkeit und Anpassungsbedarf aus gesundheitsökonomischer Sicht.* In J. Klauber, M. Geraedts, J. Friedrich, J. Wasem & A. Beivers (Hrsg.), Krankenhaus-Report 2020 (S. 3–24). Springer. https://doi.org/10.1007/978-3-662-60487-8_1

Braun, T., Rau, F., & Tuschen, K. H. (2007). *Die DRG-Einführung aus gesundheitspolitischer Sicht: Eine Zwischenbilanz.* In J. Klauber, B.-P. Robra & H. Schellschmidt (Hrsg.), Krankenhaus-Report 2007: Krankenhausvergütung – Ende der Konvergenzphase (S. 3–22). Schattauer.

Busse, R., Blümel, M., Knieps, F., & Bärnighausen, T. (2017). *Statutory health insurance in Germany: A health system shaped by 135 years of solidarity, self-governance, and competition.* The Lancet, 390(10097), 882–897. https://doi.org/10.1016/S0140-6736(17)31280-1

Busse, R., Schreyögg, J., & Stargardt, T. (Hrsg.). (2022). *Management im Gesundheitswesen: Das Lehrbuch für Studium und Praxis* (5. Aufl.). Springer. https://doi.org/10.1007/978-3-662-64176-7

Bundesministerium der Justiz und für Verbraucherschutz. (BMJV) (a). *§ 107 SGB V – Begriff des Krankenhauses.* In *Sozialgesetzbuch Fünftes Buch – Gesetzliche Krankenversicherung.* Gesetze im Internet. Zugriff am 23.06.2025 unter: https://www.gesetze-im-internet.de/sgb_5/__107.html

Bundesministerium der Justiz und für Verbraucherschutz. (BMJV) (b). *§ 115 g SGB V – Behandlung in einer sektorenübergreifenden Versorgungseinrichtung.* In *Sozialgesetzbuch Fünftes Buch – Gesetzliche Krankenversicherung.* Gesetze im Internet. Zugriff am 23.06.2025 unter: https://www.gesetze-im-internet.de/sgb_5/__115g.html

Bundesministerium der Justiz und für Verbraucherschutz (BMJV) (c). *§ 135 f SGB V – Mindestvorhaltezahlen für die Krankenhausbehandlung.* In *Sozialgesetzbuch Fünftes Buch – Gesetzliche Krankenversicherung.* Gesetze im Internet. Zugriff am 28.06.2025 unter: https://www.gesetze-im-internet.de/sgb_5/__135f.html

Bundesministerium der Justiz und für Verbraucherschutz (BMJV) (d). *Sozialgesetzbuch – Fünftes Buch – Gesetzliche Krankenversicherung (SGB V).* Zugriff am 25. Juni 2025 unter: https://www.gesetze-im-internet.de/sgb_5/

Bundesministerium für Gesundheit (BMG) (2018). *Pflegepersonal-Stärkungsgesetz (PpSG).* Zugriff am 30. Juni 2025 unter: https://www.bundesgesundheitsministerium.de/service/gesetze-und-verordnungen/detail/pflegepersonal-staerkungsgesetz-ppsg.html

Bundesministerium für Gesundheit (BMG) (2020). *Krankenhauszukunftsgesetz (KHZG).* Zugriff am 30. Juni 2025 unter: https://www.bundesgesundheitsministerium.de/krankenhauszukunftsgesetz.html

Bundesministerium für Gesundheit (BMG). (2023a). *Eckpunktepapier – Krankenhausreform.* Zugriff am 30. Juni 2025 unter: https://www.bundesgesundheitsministerium.de/fileadmin/Dateien/3_Downloads/K/Krankenhausreform/Eckpunktepapier_Krankenhausreform_final.pdf

Bundesministerium für Gesundheit (BMG) (2023b, 10. Juli). *Einigung zur Krankenhausreform – Bund und Länder legen gemeinsame Eckpunkte vor* [Pressemitteilung]. Zugriff am 23. Juni 2025 unter: https://www.bundesgesundheitsministerium.de/ministerium/meldungen/krankenhausreform-eckpunkte.html

Bundesministerium für Gesundheit (BMG) (2024a, 22. November). *Krankenhausversorgungsverbesserungsgesetz (KHVVG).* Zugriff am 30. Juni 2025 unter: https://www.bundesgesundheitsministerium.de/service/gesetze-und-ver

ordnungen/detail/krankenhausversorgungsverbesserungsgesetz-khvvg.
html

Bundesministerium für Gesundheit (BMG) (2024b). *Gesetz zur Verbesserung der Versorgungsqualität im Krankenhaus und zur Reform der Vergütungsstrukturen (Krankenhausversorgungsverbesserungsgesetz – KHVVG).* Bundesgesetzblatt, Teil I(400).

Bundesministerium für Gesundheit (BMG) (2024c). *Das Prinzip der Selbstverwaltung im Gesundheitswesen.* Zugriff am 23. Juni 2025 unter: https://www.bundes gesundheitsministerium.de/gesundheitswesen-selbstverwaltung.html

Bundesministerium für Gesundheit (BMG) (2025a). *Krankenhausfinanzierung.* Zugriff am 24. Juni 2025 unter: https://www.bundesgesundheitsministerium. de/krankenhausfinanzierung.html

Bundesministerium für Gesundheit (BMG) (2025b). *Krankenhausreform.* Stand: 21. März 2025. Zugriff am 30. Juni 2025 unter: https://www.bundesgesund heitsministerium.de/themen/krankenhaus/krankenhausreform.html

Bundesministerium für Gesundheit (BMG) (2025c). *Verordnung zum Krankenhaus-Transformationsfonds (KHTFV),* Bundesgesetzblatt Teil I Nr. 113 vom 17. April 2025. Zugriff am 30. Juni 2025 unter: https://www.recht.bund.de/bgbl/1/2 025/113/VO

Charité – Universitätsmedizin Berlin. (o. D.). *Historie der Charité.* Zugriff am 30. Juni 2025 unter: https://www.charite.de/die_charite/profil/historie

Deutsches Ärzteblatt. (2023). *Hybrid-DRG-Verordnung tritt Anfang 2024 in Kraft.* Zugriff am 23.06.2025 unter: https://www.aerzteblatt.de/news/hybrid-drg-verordnung-tritt-anfang-2024-in-kraft-579eb319-6f33-4f95-8f4b-6ff04e86 aab7

Deutsches Ärzteblatt (2024a). *Etwas mehr als 20 Klinikinsolvenzen in diesem Jahr.* Zugriff am 23.06.2025 unter: https://www.aerzteblatt.de/news/etwas mehr-als-20-klinikinsolvenzen-in-diesem-jahr-008f18c5-c794-4b18-b7e7-9a35c4 0c3853

Deutsches Krankenhausinstitut (DKI) (2020). *Investitionsstau und Digitalisierungsprobleme in deutschen Krankenhäusern.* Pressemitteilung vom 3. Juni 2020. Zugriff am 23.06.2025 unter: https://www.dki.de/pressemitteilung/presse mitteilung-investitionsstau-und-digitalisierungsprobleme-in-deutschen-krankenhaeusern?utm_source=chatgpt.com

Deutsche Krankenhausgesellschaft (DKG). (2023). *DKG zum Appell zur Krankenhausreform [Pressemitteilung].* Zugriff am 23. Juni 2025 unter: https://www.dk gev.de/fileadmin/default/Mediapool/1_DKG/1.7_Presse/1.7.1_Pressemittei lungen/2023/2023-12-02_PM_DKG_zu_Appell_zur_Krankenhausreform.pdf

Deutsche Krankenhausgesellschaft (DKG), GKV-Spitzenverband (GKV-SV), & Verband der Privaten Krankenversicherung (PKV). (2023). *Bundesländer müssen endlich ihrer Pflicht zur Krankenhaus-Finanzierung nachkommen [Gemeinsame Pressemitteilung].* Zugriff am 23. Juni 2025 unter: https://www.dkgev.de/fileadmin/default/Mediapool/1_DKG/1.7_Presse/1.7.1_Pressemitteilungen/2023/2023-07-17_GemPM_Katalog_fuer_Krankenhaus_Investitionsbewertungsrelationen.pdf

Deutsche Krankenhausgesellschaft (DKG). (2024a). *Analyse bestätigt existenzbedrohende Auswirkungen der Krankenhausreform.* Zugriff am 23. Juni 2025 unter: https://www.dkgev.de/dkg/presse/details/analyse-bestaetigt-existenzbedrohende-auswirkungen-der-krankenhausreform/

Deutsche Krankenhausgesellschaft (DKG). (2024b). *Drei verlorene Stunden für die Patientenversorgung: Bürokratie frisst Zeit und verschärft das Fachkräfteproblem [Pressemitteilung].* Zugriff am 23. Juni 2025 unter: https://www.dkgev.de/dkg/presse/details/drei-verlorene-stunden-fuer-die-patientenversorgung-buerokratie-frisst-zeit-und-verschaerft-das-fachkraefteproblem/

Department of Health. (2012). *A simple guide to Payment by Results.* Zugriff am 28.08.2025 unter: https://www.gov.uk/government/publications/simple-guide-to-payment-by-results

Deutsche Krankenhausgesellschaft (DKG). (2024c). *DKG zu Versorgungseinschränkungen – Krankenhäuser warnen vor Engpässen [Pressemitteilung].* Zugriff am 23. Juni 2025 unter: https://www.dkgev.de/fileadmin/default/Mediapool/1_DKG/1.7_Presse/1.7.1_Pressemitteilungen/2024/2024-03-14_PM_DKG_zu_Versorgungseinschraenkungen.pdf

Deutsche Krankenhausgesellschaft (DKG). (2024d). *Stellungnahme zum Referentenentwurf eines Gesetzes zur Verbesserung der Versorgungsqualität im Krankenhaus (KHVVG).* Zugriff am 23. Juni 2025 unter: https://www.dkgev.de/fileadmin/default/Mediapool/1_DKG/1.3_Politik/Stellungnahmen/2024-04-26_DKG-Stellungnahme_RefE_KHVVG.pdf

Deutsche Krankenhausgesellschaft (DKG). (2024e). *Wirtschaftliche Lage der Krankenhäuser erreicht historischen Tiefpunkt [Pressemitteilung].* Zugriff am 23. Juni 2025 unter: https://www.dkgev.de/dkg/presse/details/wirtschaftliche-lage-der-krankenhaeuser-erreicht-historischen-tiefpunkt/

Dross, F. (2021). *Heilende Häuser? Zur Genese des modernen Krankenhauses.* In Bundeszentrale für politische Bildung (Hrsg.), Aus Politik und Zeitgeschichte – Krankenhaus (2021). Zugriff am 30. Juni 2025 unter: https://www.bpb.de/shop/zeitschriften/apuz/krankenhaus-2021/336995/heilende-haeuser/

Eurostat. (2024). Healthcare resource statistics – beds: Curative care beds [Infografik]. Zugriff am 30. Juni 2025 unter: https://ec.europa.eu/eurostat/statistics-explained/index.php?title=Healthcare_resource_statistics_-_beds

Eurostat (2025). *Preventable and treatable mortality statistics: Treatable mortality – number and rate of avoidable deaths [Infografik].* Zugriff am 30. Juni 2025 unter: https://ec.europa.eu/eurostat/statistics-explained/index.php?title=Preventable_and_treatable_mortality_statistics#Number_and_rate_of_avoidable_deaths

Gemeinsamer Bundesausschuss (G-BA) (2025). *Gesetzesaufträge: Krankenhausversorgungsverbesserungsgesetz (KHVVG).* Zugriff am 30. Juni 2025 unter: https://www.g-ba.de/presse/gesetzesauftraege/#krankenhausversorgungsverbesserungsgesetz-khvvg

Gerlinger, T. (2017a). *Die gesetzliche Krankenversicherung im System der sozialen Sicherung.* Bundeszentrale für politische Bildung. Zugriff am 30. Juni 2025 unter: https://www.bpb.de/themen/gesundheit/gesundheitspolitik/252394/die-gesetzliche-krankenversicherung-im-system-der-sozialen-sicherung/

Gerlinger, T. (2017b). *Die Vergütung von Krankenhausleistungen.* Bundeszentrale für politische Bildung. Zugriff am 30. Juni 2025 unter: https://www.bpb.de/themen/gesundheit/gesundheitspolitik/252951/die-verguetung-von-krankenhausleistungen/

Gesundheitswirtschaft. (2023, Oktober). *Das Gesundheitssystem in Frankreich – Vive la différence.* Gesundheitswirtschaft 64(10). Zugriff am 28.06.2025 unter: https://www.gesundheitswirtschaft.at/publikation/64-jg-2023-10/das-gesundheitssystem-in-frankreich-vive-la-difference/

GKV-Spitzenverband, Deutsche Krankenhausgesellschaft (DKG) & Kassenärztliche Bundesvereinigung (KBV). (2024). *Vertrag nach § 115b Absatz 1 SGB V Ambulantes Operieren, sonstige stationsersetzende Eingriffe und stationsersetzende Behandlungen im Krankenhaus (AOP-Vertrag 2025).* Zugriff am 23.06.2025 unter: https://www.gkv-spitzenverband.de/media/dokumente/krankenversicherung_1/amb_stat_vers/ambulantes_operieren/aop_vertrag_1/20241219_AOP-Vertrag_2025.pdf

Halbe, B. (2025). *Die Vorhaltefinanzierung im Rahmen der Krankenhausreform: Funktion, Auswirkung und Ausblick.* In B. Augurzky & C. Karagiannidis (Hrsg.), *Die große Krankenhausreform 2025 (KHVVG): Auswirkungen, Optionen und Handlungsempfehlungen* (S. 17–27). Heidelberg: medhochzwei.

HM Government. (2025). *Road to recovery: The government's 2025 mandate to NHS England.* Zugriff am 29.08.2025 unter: https://www.gov.uk/government/pu

blications/road-to-recovery-the-governments-2025-mandate-to-nhs-eng
land

IKK e.V. (Hrsg.) (2025). *Gemeinsame Pressemitteilung der Kassenverbände zum Krankenhaus-Transformationsfonds.* Zugriff am 30. Juni 2025 unter: https://www.ikkev.de/fileadmin/Daten/Pressetexte/20250304_Gemeinsame_PM_der_Kassenverbaende_zum_Krankenhaus-Transformationsfonds.pdf

Institut für Qualität und Wirtschaftlichkeit im Gesundheitswesen (IQWiG) (2024). *Leistungsmenge und Behandlungsqualität bei der Chirurgie des Magenkarzinoms und der Karzinome des gastroösophagealen Übergangs (Rapid Report V23–02).* IQWiG. Zugriff am 23.06.2025 unter: https://www.iqwig.de/download/v23-02_leistungsmenge-und-behandlungsqualitaet-bei-der-chirurgie-des-magenkarzinoms_rapid-report_v1-0.pdf

Landeshauptstadt Mainz. (o. D.). *Heilig-Geist-Spital – Ältestes Bürgerspital.* Zugriff am 30. Juni 2025 unter: https://www.mainz.de/tourismus/sehenswertes/heilig-geist-spital.php

Ministerium für Arbeit, Gesundheit und Soziales des Landes Nordrhein-Westfalen (MAGS NRW) (2024). *Chronologie der Krankenhausplanung NRW.* Zugriff am 30. Juni 2025 unter: https://www.mags.nrw/startseite/gesundheit/krankenhausplanung-nrw/planungsergebnisse/chronologie

Ministerium für Soziales, Gesundheit und Integration Baden-Württemberg (2025). *Gutachten zur Weiterentwicklung der Krankenhauslandschaft.* Zugriff am 30. Juni 2025 unter: https://www.baden-wuerttemberg.de/de/service/presse/pressemitteilung/pid/gutachten-zur-weiterentwicklung-der-krankenhauslandschaft

Mostert, C., Hentschker, C., Scheller-Kreinsen, D. et al. (2021). *Auswirkungen der Covid-19-Pandemie auf die Krankenhausleistungen im Jahr 2020.* In J. Klauber, M. Geraedts, J. Friedrich, J. Wasem & A. Beivers (Hrsg.), Krankenhaus-Report 2021: Versorgungsketten – Der Patient im Mittelpunkt (S. 277–306). Springer. https://doi.org/10.1007/978-3-662-62708-2_16

NHS England. (2023). *2023-25 NHS payment scheme.* Zugriff am 29.08.2025 unter: https://www.england.nhs.uk/publication/2023-25-nhs-payment-scheme/

Pharmazeutische Zeitung. (2025, 28. März). *VdK klagt gegen Transformationsfonds.* Zugriff am 29.08.2025 unter: https://www.pharmazeutische-zeitung.de/vdk-klagt-gegen-transformationsfonds-152795/

Reimbursement Institute. (o. D.a). *DKR - Deutsche Kodierrichtlinien.* Zugriff am 30. Juni 2025 unter: https://reimbursement.institute/glossar/dkr-deutsche-kodierrichtlinien/

Reimbursement Institute. (o. D.b). *DKR - Patientenalter.* Zugriff am 26.08.2025 unter https://reimbursement.institute/glossar/patientenalter/#

Roeder, N., & Fior, W. (2025). *Zukunft der Kliniklandschaft: Erfolgsfaktoren im neuen Leistungsgruppensystem.* In *kma Whitepaper Krankenhausreform: Der Wandel beginnt* (S. 6–23). dfv Mediengruppe. https://www.kma-online.de/fileadmin/KMA/Whitepaper/Epaper/2025/kma-krankenhausreform/epaper/kma_Whitepaper_Krankenhausrefo.pdf

Rüter (2024). *Prinzip Hoffnung: Sommerempfang der Deutschen Krankenhausgesellschaft: Kerstin von der Decken wirbt um Vertrauen und mahnt:»Nichts überstürzen!«* In das Krankenhaus, Ausgabe 8/2024, S. 693–697. Zugriff am 23.06.2025 unter: https://www.dkgev.de/fileadmin/default/Mediapool/3_Service/3.5._Publikationen__Downloads/3.4.1._das_Krankenhaus/das_Krankenhaus_693-697-DKG-8-2024.pdf

RWI – Leibniz-Institut für Wirtschaftsforschung (2024). *Krankenhaus Rating Report 2024: Wirtschaftliche Lage deutscher Krankenhäuser hat sich 2022 erneut verschlechtert.* Pressemitteilung vom 27. Juni 2024. Zugriff am 23.06.2025 unter: https://www.rwi-essen.de/presse/wissenschaftskommunikation/pressemitteilungen/detail/krankenhaus-rating-report-2024-wirtschaftliche-lage-deutscher-krankenhaeuser-hat-sich-2022-erneut-verschlechtert

Sachverständigenrat zur Begutachtung der Entwicklung im Gesundheitswesen und in der Pflege (SVR 2024). *Fachkräfte im Gesundheitswesen: Nachhaltiger Einsatz einer knappen Ressource* (2. durchgesehene Auflage). Bonn/Berlin: SVR. Zugriff am 23.06.2025 unter: https://www.svr-gesundheit.de/fileadmin/Gutachten/Gutachten_2024/2._durchgesehene_Auflage_Gutachten_2024_Gesamt_bf_2.pdf

Spree, R. (2006). *Vom Armenhaus zur Gesundheitsfabrik: Der Krankenhauspatient in Vergangenheit und Gegenwart.* aventinus varia, Nr. 4 (Winter 2005/06). Zugriff am 30. Juni 2025 unter: https://www.aventinus-online.de/varia/medizingeschichte/art/Vom_Armenhaus_z/html/ca/7a816edec49e6/16cf486d3415a86714/indexee27.html

Statistisches Bundesamt. (2020). *Kostennachweis der Krankenhäuser - Fachserie 12 Reihe 6.3-2018* [korr. 14. Oktober 2020, PDF]. Zugriff am 30. Juni 2025 unter: https://www.statistischebibliothek.de/mir/receive/DEHeft_mods_00131987

Statistisches Bundesamt. (2021). *Kostennachweis der Krankenhäuser - Fachserie 12 Reihe 6.3-2019* [PDF]. Zugriff am 30. Juni 2025 unter: https://www.statistischebibliothek.de/mir/receive/DEHeft_mods_00146743

Statistisches Bundesamt. (2022a). *Kostennachweis der Krankenhäuser - Fachserie 12 Reihe 6.3-2020* [PDF]. Zugriff am 30. Juni 2025 unter: https://www.statistischebibliothek.de/mir/receive/DEHeft_mods_00146744

Statistisches Bundesamt. (2022b). *Kostennachweis der Krankenhäuser – Fachserie 12 Reihe 6.3–2021 [PDF]*. Zugriff am 30. Juni 2025 unter: https://www.statistischebi bliothek.de/mir/receive/DEHeft_mods_00147488

Statistisches Bundesamt. (2023a). *Statistischer Bericht – Kostennachweis der Krankenhäuser 2022*. Zugriff am 30. Juni 2025 unter: https://www.destatis.de/DE/ Themen/Gesellschaft-Umwelt/Gesundheit/Krankenhaeuser/Publikatio nen/_publikationen-innen-kostennachweis-krankenhaus.html

Statistisches Bundesamt. (2023b). *Pflegevorausberechnung: 1,8 Millionen mehr Pflegebedürftige bis zum Jahr 2055 zu erwarten* [Pressemitteilung Nr. 124 vom 30. März 2023]. Zugriff am 30. Juni 2025 unter: https://www.destatis.de/DE/ Presse/Pressemitteilungen/2023/03/PD23_124_12.html

Statistisches Bundesamt. (2024a). *Statistischer Bericht – Kostennachweis der Krankenhäuser 2023*. Zugriff am 30. Juni 2025 unter: https://www.destatis.de/DE/ Themen/Gesellschaft-Umwelt/Gesundheit/Krankenhaeuser/Publikatio nen/_publikationen-innen-kostennachweis-krankenhaus.html

Statistisches Bundesamt. (2024b). *Statistischer Bericht – Grunddaten der Krankenhäuser 2023 [XLSX]*. Zugriff am 30. Juni 2025 unter: https://www.destatis.de/ DE/Themen/Gesellschaft-Umwelt/Gesundheit/Krankenhaeuser/Publikatio nen/_publikationen-innen-grunddaten-krankenhaus.html

Stiftung Bürgerspital zum Hl. Geist. (o. D.). *Geschichte der Stiftung Bürgerspital Würzburg*. Zugriff am 30. Juni 2025 unter: https://www.buergerspital.de/stif tung/geschichte/index.html

The Guardian. (2025). *NHS hospital funding in England to be tied to patient ratings*. https://www.theguardian.com/politics/2025/jun/28/nhs-hospital-funding- could-be-tied-to-patient-satisfaction-under-government-plans

Verband der Ersatzkassen e. V. (vdek) (2024a). *GKV-Leistungsausgaben in Milliarden EUR und Anteil in Prozent, 2024* [Infografik]. Zugriff am 30. Juni 2025 unter: https://www.vdek.com/content/dam/vdeksite/vdek/daten/d_versorgung_ leistungsausgaben/gkv_leistungsausgaben_mrd_prozent_2024_vorlaeufig.jpg

Verband der Ersatzkassen e. V. (vdek) (2024b). *Krankenhausfördermittel der Bundesländer und Brutto-Gesamtkosten 1993–2023* [Infografik]. Zugriff am 30. Juni 2025 unter: https://www.vdek.com/content/dam/vdeksite/vdek/daten/d_ ausgaben_krankenhaus/krankenhausfoerdermittel_ausgaben_1993_2023.jpg

Verband der Ersatzkassen e. V. (vdek) (2024c). *Krankenhausindikatoren: Krankenhäuser, Betten, Berechnungstage, Fälle und Ausgaben 2003–2023* [Infografik]. Zugriff am 26. Juni 2025 unter: https://www.vdek.com/content/dam/vdeksite/ vdek/daten/d_ausgaben_krankenhaus/Krankenhausindikatoren_Kranken haeuser_Betten_2003_2023.jpg

Verband der Ersatzkassen e. V. (vdek) (2025). *Stellungnahme zur Anhörung im Gesundheitsausschuss: Kritik am Transformationsfonds.* Zugriff am 26. Juni 2025 unter: https://www.vdek.com/presse/pressemitteilungen/2025/khtfv-transformationsfonds-beratung-gesundheitsausschuss.html

Vogt-Lüerssen, M. (o. D.). *Die Hospitalgeschichte* (Kap. X.4, Alltag im Mittelalter). Zugriff am 30. Juni 2025 unter: https://www.kleio.org/de/geschichte/mittelalter/alltag/kap_x4/